Hefte zur Zeitschrift „Der Unfallchirurg"

Herausgegeben von:
L. Schweiberer und H. Tscherne

270

D1672885

Springer
Berlin
Heidelberg
New York
Barcelona
Hongkong
London
Mailand
Paris
Singapur
Tokio

Peter M. Vogt

Kutane Wundheilung

Untersuchungen zum Einfluß von Wundmilieu und gentechnisch modulierten Keratinozytentransplantaten auf die epidermale Regeneration

Mit 40 Abbildungen in 83 Einzeldarstellungen und 11 Tabellen

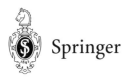 Springer

Reihenherausgeber
Professor Dr. Leonhard Schweiberer
Direktor der Chirurgischen Universitätsklinik München Innenstadt
Nußbaumstraße 20, D-80336 München

Professor Dr. Harald Tscherne
Medizinische Hochschule, Unfallchirurgische Klinik
Carl-Neuberg-Straße 1, D-30625 Hannover

Autor
Priv-Doz. Dr. med. Peter M. Vogt
BG-Kliniken Bergmannsheil
Universitätsklinik der Ruhr-Universität Bochum
Bürkle-de-la-Camp-Platz 1
D-44789 Bochum

ISSN 0945-1382
ISBN 3-540-65083-0 Springer-Verlag Berlin Heidelberg New York

Die Deutsche Bibliothek – CIP-Einheitsaufnahme
[**Der Unfallchirurg / Hefte**] Hefte zur Zeitschrift „Der Unfallchirurg". – Berlin ; Heidelberg ;
New York ; Barcelona ; Hongkong ; London ; Mailand ; Paris ; Singapur ; Tokio ; Springer.
Früher Schriftenreihe
Reihe Hefte zu: Der Unfallchirurg – Bis 226 (1992) u.d.T.: Hefte zur Unfallheilkunde
ISSN 0945-1382

Vogt, Peter M.: Kutane Wundheilung; Untersuchungen zum Einfluß von Wundmilieu und
gentechnisch modulierten Keratinozytentransplantaten auf die epidermale Regeneration /
P. M. Vogt. – Berlin ; Heidelberg ; New York ; Barcelona ; Hongkong ; London ; Mailand ; Paris ;
Singapur ; Tokio : Springer, 1999
(Hefte zur Zeitschrift „Der Unfallchirurg" ; 270)
ISBN 3-540-65083-0
H. 270. Kutane Wundheilung. – 1999

Die Wiedergabe von Gebrauchsnamen, Handelsnamen, Warenbezeichnungen usw. in diesem Werk
berechtigt auch ohne besondere Kennzeichnung nicht zu der Annahme, daß solche Namen im Sinne
der Warenzeichen- und Markenschutz-Gesetzgebung als frei zu betrachten wären und daher von
jedermann benutzt werden dürften.
Produkthaftung: Für Angaben über Dosierungsanweisungen und Applikationsformen kann vom Verlag keine Gewähr übernommen werden. Derartige Angaben müssen vom jeweiligen Anwender im
Einzelfall anhand anderer Literaturstellen auf ihre Richtigkeit überprüft werden.

Umschlaggestaltung: Design & Production GmbH, 69121 Heidelberg
Satz: FotoSatz Pfeifer GmbH, 82166 Gräfelfing
SPIN: 10671340   24/3135 – 5 4 3 2 1 0 – Gedruckt auf säurefreiem Papier

Meinen Eltern,
Susi, Christopher und Maryam

Geleitwort

Die Wundbehandlung, die stets ein elementarer Bestandteil chirurgischen Handelns war, erfährt durch die modernen Forschungsansätze der Zell- und Molekularbiologie derzeit eine enorme Bereicherung.

In der Zukunft werden Wachstumsfaktoren, gezüchtete Zelltransplantate und genetisch modulierte Zellen integrale Bestandteile bei der Therapie akuter und chronischer Wunden sein.

Mein langjähriger Mitarbeiter Herr Priv.-Doz. Dr. Vogt hat mit seinen Forschungsarbeiten, die mit dem Langenbeck-Preis der Deutschen Gesellschaft für Chirurgie ausgezeichnet wurden, einige Zukunftsaspekte herausgefiltert und in diesem Buch zusammengefaßt.

Er untersucht unter dem Blickwinkel des chirurgischen Klinikers, wie die Grundelemente der Heilung – Bindegewebsneubildung, Epithelisierung und Wundkontraktion – durch Veränderung der Heilungsbedingungen am Modell des Hausschweines modifiziert und verbessert werden können.

Der Einfluß des feuchten Milieus, natürlich vorkommende Wachstumsfaktoren, die in der Wunde angereichert werden können, sowie Epidermis-Transplantate werden als Variable identifiziert, mit denen die Heilung nachvollziehbar moduliert werden kann. Am Ende steht auch der erstmalige Nachweis, daß gentechnisch modulierte Keratinozyten in der Wunde nicht nur überleben, sondern eine neue Epidermis mit normaler Barrierefunktion etablieren. Damit werden die Grundlagen für eine neue Ära der Wundbehandlung vorgestellt. Besonderen Wert legt der Autor auf die Verbindung der komplizierten biochemischen und molekularbiologischen Zusammenhänge mit den Abläufen des Heilungsvorganges.

Ich wünsche dieser Monographie eine weite Verbreitung, da sie in bemerkenswerter Weise eine Synthese zwischen der Grundlagenforschung und der praktischen Wundbehandlung herstellt.

Bochum, im September 1998 *Univ.-Prof. Dr. H.U. Steinau*

Vorwort

Die Idee zur Behandlung und Durchführung der experimentellen Arbeiten entwickelte sich aus der Praxis der Wundbehandlung in der Plastischen Chirurgie. Von jeher waren Wundheilungsstörungen und ihre Behandlung eine Aufgabe der Chirurgie und insbesondere auch des Fachgebietes Plastische Chirurgie. Dennoch berühren alle Bereiche der operativen und konservativen Medizin zu irgendeinem Zeitpunkt diesen fundamentalen biologischen Mechanismus, sei es bei der Behandlung einer ausgedehnten Verbrennung oder eines diabetischen Ulkus der Fußsohle.

Die grundlegenden Fakten entstammen den Arbeiten für eine Habilitationsschrift, die 1993 der Medizinischen Fakultät der Ruhr-Universität Bochum vorgelegt wurde. Bei der Überarbeitung wurde auch neuere Literatur bis 1998 berücksichtigt.

Meine Danksagung gilt vor allem den Förderern der experimentellen Arbeiten, meinem verehrten Chef, Herrn Prof. Dr. H.U. Steinau und Herrn Prof. E. Eriksson, Harvard Medical School, Boston, sowie den zahlreichen Diskussionspartnern des Brigham and Women's Hospital, Boston. Dem Springer-Verlag danke ich für die gute Zusammenarbeit und die großzügige Ausstattung des Buches.

Bochum, im September 1998   *Peter M. Vogt*

Inhaltsverzeichnis

Abkürzungen

aFGF	acidic Fibroblast Growth Factor	HB-EGF	Heparin-Binding Epidermal Growth Factor
ATG (env)	ATG-Codon, Adenin-Thymin-Guanin (Virushüllprotein)	hGH	human Growth Hormone
		IGF-1, IGF-2	Insulin-like Growth Factor
bFGF	basic Fibroblast Growth Factor	IL-1, -2, -6	Interleukin 1, -2, -6
CDGF	Cartilage-Derived Growth Factor	KGF	Keratinocyte Growth Factor
cfu	Colony forming unit	KGM	Keratinocyte Growth Medium
DME	Dulbecco modified Eagle Medium	LTR	Long Terminal Repeats
		MDGF	Monocyte-Macrophage-Derived Growth Factor
ECGF	Endothelial Cell Growth Factor	MEM	Minimum Essential Medium
EDF	Epidermal Cell-Derived Growth Factor	MoMuLV	Moloney Murine Leukemia Virus
EDTA	Edetinsäure	PAS	Periodsäure-Schiff-Reaktion
EGF	Epidermal Growth Factor	PBS	Phosphate buffered saline
EGFR	Epidermal Growth Factor Rezeptor	PCR	Polymerase chain reaction
ELISA	Enzyme-Linked Immunosorbent Assay	pfu	plaque forming unit
		RIA	Radioimmunoassay
ETAF	Epidermal Thymocyte-Activating Factor	RT	Reverse Transkriptase
GH	Growth Hormone	TGF	Transforming Growth Factor
GM-CSF	Granulocyte-Macrophage Colony-Stimulating Factor	TNF	Tumor Necrosis Factor
		VPF	Vascular Permeability Factor

Chemische Bezeichnungen

Die chemischen Bezeichnungen wurden weitgehend nach INN angegeben; beim Fehlen von INN-Namen wurde die Bezeichnungsverordnung nach § 10 Abs. 6 Nr. 1 des Arzneimittelgesetzes, die IUPAC-Nomenklatur oder die allgemeine Nomenklatur der Chemie herangezogen.

1 Einleitung

1.1
Zur Geschichte der Wundbehandlung

"Tertiam esse medicinae partem, quae manu curet, et vulgo notum et a me propositum est."
(Aulus Cornelius Celsus, 1. Jh. n. Chr.)

"Je le pansay et Dieu le guarist."
(Ambroise Paré, 1510–1590)

"Il y a un véritable milieu intérieur qui sert d'intermédiaire entre le milieu cosmique et la substance vivante."
(Claude Bernard, 1879)

"Ueberhaupt befördert keine andere Wundbehandlungsmethode so sehr das Ueberhäuten einer Granulationsfläche vom Rande her als wie die Behandlung im Wasserbette."
(A. Freiherr von Eiselsberg, 1917)

"The art of dressing wounds has long constituted the whole of medicine."
(William J. Bishop, 1960)

"The demonstration that a simple change in physical conditions at the wound surface can have such marked effect on the rate of epithelialization has an important bearing on experimental methods in wound healing."
(George D. Winter, 1962)

"Also in the future lies the use of cultured cells for gene therapy."
(Howard Green, 1991)

"Wunde, das ist urtümliches Leben. Alles Leben kommt aus dem Wasser."
(Friedrich Stelzner, 1993)

Diese Zitate aus 2000 Jahren Medizingeschichte zeigen die große Bandbreite des ärztlich-wissenschaftlichen Wirkens bei der Wundheilung. Sie ist ein fundamentaler biologischer Vorgang im Organismus, der in aller Regel zur Wiederherstellung des Integumentes führt. In der antiken Medizin wurde zwar bei Wundheilungsstörungen dem „Pus bonum et laudabile" eine große Bedeutung zugemessen, andererseits bedeuteten jedoch chronische, nichtheilende Wunden Aussatz und waren automatisch mit sozialer Stigmatisierung und Isolierung verbunden.

In den frühesten Dokumenten zur Wundbehandlung, dem ägyptischen Papyrus Smith (1700 v. Chr.) (Breasted 1930) und dem Papyrus Ebers (1500 v. Chr.), wird bereits über die Verwendung von geölter Froschhaut und gefetteten Bandagen zur Wundabdeckung berichtet (Ebbell 1937). Diese frühen Techniken der Wundbehandlung durch Ärzte im alten Ägypten, Indien und Europa waren weitgehend von empirisch entwickelten, „sanften" Methoden geprägt: Es wurden Fremdkörper entfernt, Nähte gesetzt und saubere Wundverbände zum Schutz gegenüber äußeren Einflüssen angelegt. Hippokrates (460–377 v. Chr.) betonte die Wichtigkeit von Sauberkeit und Asepsis und beschrieb die Irrigation von verschmutzten Wunden mit abgekochtem Wasser. Er hielt die Immobilisierung für wichtiger als das Anlegen von Verbänden und bevorzugte eine trockene Wundbehandlung (Brown 1992).

Mit dem 14. Jahrhundert kam es jedoch, bedingt durch die weit verbreitete Anwendung von Schießpulver und Schußwaffen und die dadurch hervorgerufenen komplexen Wunden, zu einer neuen Ära der Wundbehandlung. Man verließ sich nicht mehr mit pflegender Sorgfalt auf die natürlich ablaufenden Wundheilungsvorgänge, sondern bediente sich aggressiver Vorgehensweisen, um die Wunden zur Heilung zu bringen. Kochendes oder brennendes Öl, heiße Glüheisen und siedendes Wasser ersetzten die vormals behutsamen Methoden der Wundbehandlung. Die Ergebnisse waren verheerend.

Erst durch den Einfluß von A. Paré (1510–1590), dem französischen Militärchirurgen, wurden im 16. Jahrhundert wieder schonendere Behandlungsverfahren verwendet (Johnson 1649). J. Hunter (1823), W. H. Halsted (1904) A. Carrel (1916) und andere zeigten später, daß die Verringerung des Gewebetraumas zu einer schnelleren und besseren Heilung führt (Madden 1972).

Mit der Einführung der Antisepsis und Asepsis durch J. Lister (1827–1912) und I. F. Semmelweis (1818–1865) sowie der Entdeckung des Penicillins durch A. Fleming (1881–1955) wurden einige weitere Infektionsprobleme in der Wundheilung beherrschbar. Nach einer Phase der eher passiven Einstellung in der Wundbehandlung haben dann neue Erkenntnisse dazu geführt, daß der Chirurg wieder aktiver durch ein präventives Débridement in den natürlichen Heilungsprozeß eingreift.

Bereits in der vorchristlichen Zeit wurden Methoden der Gewebsverlagerung und Transplantation zur Defektdeckung eingesetzt. In Indien (Sushruta Sanhita) finden sich die ersten Methoden etwa 700 v. Chr. für die Rekonstruktion des Ohrlobulus und von Teilen der Nase mittels eines gestielten Stirnlappens (Majno 1974). G. Tagliacozzis Nasenrekonstruktion mit Haut vom Oberarm stellt einen weiteren Fortschritt dar, Defekte mittels Gewebetransfer zu decken (Tagliacozzi 1597). Die eigentliche Transplantation von Gewebe zur Deckung von Wunden ist dagegen eine relativ junge Entwicklung. G. Baronio (Baronio 1804) beschäftigte sich tierexperimentell mit Hauttransplantationen, und J. M. Warren (1840) transplantierte 1830 Haut zur Rekonstruktion des Nasenflügels. Im 19. Jahrhundert führten J. L. Reverdin (1869) und K. T. Thiersch die Hauttransplantation zur Beschleunigung der Epithelisierung bzw. Defektdeckung ein (Thiersch 1886). Unklar war zu dieser Zeit die Bedeutung der Allogenität von Gewebe. Erst T. Gibson und P. B. Medawar beschrieben 1943 den Prozeß der Transplantatabstoßung in einem kontrollierten Experiment.

Neben diesen chirurgischen Methoden, die Heilung von Hautwunden zu beschleunigen, wurden neue Wundverbände entwickelt, und es wurde auch versucht, das Wundmilieu zu beeinflussen. J. Kentish vertrat in seiner 1797 veröffentlichten Monographie *An Essay on Burns* die offene Behandlung von Verbrennungen, während er später den Okklusivverband favorisierte.

Im 19. Jahrhundert wandte F. Hebra (1861) am Allgemeinen Krankenhaus Wien kontinuierliche Wasserbäder bei brandverletzten Patienten erfolgreich an. Die rein klinischen Untersuchungen zeigten, daß die Patienten rasch schmerzfrei wurden und die Wunden auffallend schnell epithelisierten. Interessanterweise gewann diese Methode trotz des großen Aufsehens auch in Amerika (Friend 1895) keine nennenswerte Verbreitung. Weiterhin blieb die Luftexposition von Wunden Standardtherapie. E. Barthe de Sandfort (1914) führte im 1. Weltkrieg Paraffinwachs in die Behandlung ausgedehnter akuter Verbrennungen ein. C. Lumiere verwandte Verbände aus Baumwollgaze, die mit Paraffinöl imprägniert worden waren (Queen et al. 1987). In der Folge wurden topische Agentien, z.B. Silbernitrat, Salzbäder und -packungen und Gentianaviolett, vielfach verwendet (Wallace 1941).

1941 begann die Ära der topischen Chemotherapie mit der Einführung von Sulfanilamid. K. L. Pickrell (1942) verwendete erstmals synthetisches Material in Form von Methylzellulose als Träger von Sulfonamid in der Verbrennungsbehandlung. Die trockene Behandlung von Brandwunden wurde in den 40er Jahren nach Empfehlung von A. B. Wallace (1941, 1949) erneut aufgenommen.

G. D. Winter (1962) zeigte erstmals experimentell am Schwein, daß es unter einem Okklusivverband früher zu einer vollständigen Epithelisierung kommt als bei Luftexposition. Dies konnte in weiteren Untersuchungen bestätigt werden und führte zur Entwicklung neuer synthetischer Verbandsmaterialien (Winter u. Scales 1963; Alvarez et al. 1983; Friedman et al. 1984; Mertz et al. 1985; Queen et al. 1987; Hutchinson 1989; Ksander et al. 1990; Young et al. 1991).

Seit der Entwicklung von Methoden zur Keratinozytenkultivierung (Rheinwald u. Green 1975; Green et al. 1979) ist intensiv auf dem Gebiet der Epithelzüchtung geforscht worden. Kultivierte Epitheltransplantate sind klinisch bereits zur Defektdeckung bei ausgedehnten Verbrennungen eingesetzt worden und finden zunehmend Erprobung für analoge Hautdefekte nach Tumorentfernung und Ablederungen (O'Connor et al. 1981).

Mit der Entdeckung des epidermalen Wachstumsfaktors durch S. Cohen (1962) wurden Polypeptidwachstumsfaktoren als wichtige biologische Mediatoren in der Wundheilung charakterisiert und in neuerer Zeit dank der Fortschritte in der Molekularbiologie nun auch für die Wundtherapie verfügbar. Erste klinische Therapiestudien zeigen einen Einfluß auf die Heilungsvorgänge (Brown et al. 1989; Robson et al. 1992), wobei der Nachweis einer beschleunigten und dauerhaften Heilung von Problemwunden fehlt. Ein anderes Verfahren, die Verwendung von Extrakten aus Blutplättchen zur Wundtherapie, das von D. R. Knighton et al. in den 80er Jahren entwickelt wurde, wird bereits von ambulanten Wundheilungszentren in den USA eingesetzt und auch in Europa in der Therapie von Problemwunden erprobt (Coerper et al. 1995).

Das letzte Jahrzehnt brachte durch die Entwicklungen in der fetalen Chirurgie neue Einblicke in die speziellen Bedingungen der Heilung in utero. R. L. DePalma (1989), M. T. Longaker (1989) und J. W. Siebert (1990) erreichten in fetalen Kaninchen und Lämmern narbenlose kutane Heilungen. Die Fortschritte setzen sich bis in die Regulation der Wundheilung auf molekularer Ebene fort: M. Shah (1992, 1995) konnte erstmals durch Verwendung von monoklonalen Antikörpern gegen TGF-β1 und 2 bzw. durch Applikation von TGF-β3 experimentell eine narbenarme Heilung, ähnlich dem fetalen Muster mit geordneter Ausrichtung der Fibroblasten und Kollagenfaserbildung, in der Ratte induzieren.

1.2
Klinische Problematik ausgedehnter Hautdefekte

Jährlich werden in den westlichen Industrieländern etwa 600 Menschen auf 1 Mio. Einwohner mit schweren Verbrennungen stationär aufgenommen. 10.000 Patienten mit schweren Verbrennungen erliegen z. B. in den Vereinigten Staaten jährlich ihren Verletzungen. Über 2 Mio. chirurgische Eingriffe werden dabei im Rahmen der Verbrennungstherapie durchgeführt (Langer u. Vacanti 1993). Dabei gilt heute die frühe Exzision der verbrannten Haut (Escharektomie) und Deckung mit autologer Haut als Standardverfahren (Hurt u. Eriksson 1986; Waymack u. Pruitt 1990). Mit den Fortschritten in der Intensivtherapie ist es zu einer erheblichen Verbesserung der Überlebensrate in der Frühphase gekommen, wodurch mehr Patienten mit ausgedehnten Verbrennungen eine chirurgische Defektdeckung benötigen.

Der ideale Ersatz wäre die Verwendung von autologer Haut. Bei sehr ausgedehnten Verbrennungen jedoch besteht ein Mangel an geeigneten Spenderarealen für Eigenhaut. Dies hat zu zahlreichen Entwicklungen in der Hautersatztherapie geführt.

Biologische Verbände wie frische heterologe Leichenhaut, Xenotransplantate vom Schwein oder Plazentamembran stellen lediglich einen temporären Ersatz dar. Allerdings werden dabei stimulierende Effekte auf die Wundheilung beobachtet (Alsbjörn 1992).

Intensiv wird die Defektdeckung mit permanenten Hautersatzmaterialen untersucht. Generell werden dabei 3 Strategien verfolgt:

- 1. Artifizielle dreidimensionale Struktur mit den Eigenschaften von Dermis und Epidermis (Yannas u. Burke 1980).
- 2. Kulturmethoden zum Ersatz der Epidermis (Green et al. 1979; O'Connor et al. 1981).
- 3. Kombination der beiden Methoden (Hansbrough et al. 1989).

Die breiteste Anwendung finden z. Z. kultivierte Epitheltransplantate. Ein Nachteil neben der langfristig schlechten dreidimensionalen Hautstruktur ist die lange Kultivierungszeit von etwa 3–4 Wochen, während der der Patient aufgrund einer fehlenden epidermalen Barriere durch Infektionen außerordentlich gefährdet ist. Zwischenzeitlich konnte hier eine Reduktion auf etwa 14 Tage Kulturzeit erreicht werden. Kultivierte Epitheltransplantate wurden auch für die Rekonstruktion von Defekten nach der Entfernung ausgedehnter Tierzellnävi angewandt (Gallico et al. 1989). Ein Nachteil bei diesen elektiven Eingriffen ist ebenso wie bei Verbrennungen der fehlende dermale Ersatz.

Hier wird versucht, durch die frühzeitige Transplantation von allogener Dermis, die als dermale Matrix inkorporiert wird, einen Lederhautersatz zu schaffen, auf dem die dünnen Epidermistransplantate einheilen können (Hickerson 1994; Henckel von Donnersmarck 1995).

Kostenanalysen bei großflächigen Verbrennungen (> 30%) ergaben in einer 1991 veröffentlichten Studie eine mittlere Hospitalisierungszeit von 68,7 Tagen (Lofts 1991). Die täglichen Behandlungskosten betrugen 647 US-Dollar, entsprechend etwa 927 US-Dollar pro Prozent verbrannter Hautoberfläche. Eine beschleunigte Reepithelisierung ist also nicht nur für den Patienten vital, sondern kann auch zur Senkung der hohen Behandlungskosten erheblich beitragen.

Das Ziel der Behandlung ausgedehnter Verbrennungswunden und großflächiger Wunden anderer Genese ist die schnellstmögliche Wiederherstellung der epidermalen Barriere und die Verhinderung von Narbenkontrakturen und Narbenhypertrophien. Die Voraussetzung hierfür ist die Schaffung eines optimalen Wundmilieus, wodurch u. a. das Überleben dermaler Anhangsgebilde verbessert und eine für das erfolgreiche Einheilen von Transplantaten sichere Grundlage geschaffen wird.

Chronische, nichtheilende Ulzera der äußeren Haut wie Ulcus cruris und Dekubitalulzera stellen ein großes medizinisches sowie sozioökonomisches Problem dar. Dekubitalulzera erreichen bei hospitalisierten Patienten Inzidenzen von 3–5% (Shannon 1982; Delisa u. Mikulic 1985; Allman et al. 1986; Allman 1989). Allein in den Vereinigten Staaten von Amerika wird bei einer geschätzten Inzidenz für Druckgeschwüre beim älteren Patienten von etwa 5% mit jährlichen Kosten für das Gesundheitswesen in Höhe von 750 Mio. bis 1 Mrd. Dollar gerechnet (Allman et al. 1986; Tania u. Dover 1991).

Mit zunehmender Lebenserwartung des älteren Menschen wird für die Zukunft ein weiterer Anstieg der Häufigkeit derartiger Wundheilungsprobleme angenommen. In Schweden z. B. bedurften 4–5% aller über 80jährigen der Behandlung von Hautulzera (Hannson et al. 1987, 1988). 50% aller Ulzera hatten zum Zeitpunkt der Untersuchung bereits bis zu 9 Monaten bestanden, wobei die Rezidivrate 70% erreichte (Hansson et al. 1987). Eine Studie aus Großbritannien belegt, daß die Anamnese in der Hälfte aller Fälle zumindest 10 Jahre zurückreichte (Callam et al. 1987).

Das *Ulcus cruris* wird in den westlichen Ländern hauptsächlich durch venöse Insuffizienz, arterielle Durchblutungsstörungen, Neuropathie, Diabetes mellitus oder deren Kombinationen hervorgerufen. Zwischen 80 und 90% aller Unterschenkelulzera sind venöse Ulzera; arterielle Erkrankungen und neuropathische Ursachen machen 5–10% aus (Young 1983; Tania u. Dover 1991). Besonders deutlich wird die Tragweite von Wundheilungsproblemen an der Amputationsrate innerhalb eines klinischen Krankenkollektivs. In einer von Doucette, Fylling und Knighton (1989) veröffentlichten Literaturübersicht zählten nichtheilende Hautulzera mit einer Häufigkeit von 65% nach Gangrän (90%) und Infektion (71%) zu den führenden Indikationen bei der Gliedmaßenamputation.

Brandwunden werden als eine weitere Kategorie problematischer Wunden angesehen. Die Überlebenden schwerer Verbrennungen sind selbst nach erfolgreich verlaufener Primärversorgung und Hauttransplantation durch verbleibende Narben lebenslang beeinträchtigt. Diese Narben sind nicht nur Ausdruck des erlebten Traumas, sondern auch des therapeutischen Unvermögens, die Wundheilung zu kontrollieren bzw. das Wundmilieu der Verbrennungswunde zu beeinflussen (Boykin u. Molnar 1992).

Sekundäre Narbenprobleme im Sinne der „Überheilung" wie hypertrophe Narben, Keloide, Narbenkontrakturen und instabile Narben bereiten die Hauptschwierigkeiten im Langzeitverlauf nach Verbrennungen. Für Keloide werden hereditäre Ursachen angenommen (Bloom 1956; Oluwasanmi 1974). Selbst nach multiplen plastischchirurgischen Korrekturen sind die Ergebnisse ästhetisch oft unbefriedigend.

Keloide und exzessive Narbenbildung können jedoch auch bei elektiven plastischchirurgischen Eingriffen erhebliche Probleme bereiten.

Im Langzeitverlauf eines chronischen Wundheilungsproblems ist die *neoplastische Transformation* von instabilem Narbengewebe zu beobachten (Arons et al. 1966). Chronische Hautwunden, deren Epithelisierung nur lange genug inhibiert wird, bergen ein hohes Risiko der malignen Entartung in sich. Beide biologischen Phänomene – Wundheilung und Neoplasie – besitzen eine Reihe biologischer Gemeinsamkeiten (Wolf et al. 1992), so daß *Malignome* daher auch als „*nicht heilende Wunden*" betrachtet werden können (Dvorak 1986).

1.3
Ziele der Untersuchungen

In „akuten" Wunden verläuft die Heilung in einem zeitlich geordneten Reparationsprozeß, der in der dauerhaften Wiederherstellung der anatomischen und funktionellen Integrität endet. „Chronische" Wunden nehmen an diesem Regelkreis nicht oder nur unvollständig teil. Sie erreichen daher diesen Zustand des intakten Integumentes nicht oder aber durchlaufen den Heilungsprozeß, ohne eine bleibende anatomische und funktionelle Wiederherstellung zu erlangen (Lazarus et al. 1992). Eine schnelle, qualitativ optimale und ästhetisch günstige Heilung von akuten und chronischen Wunden ist somit aus vielen Gründen von erheblicher Bedeutung. Geeignete Therapieansätze können nicht nur die primäre und sekundäre Morbidität reduzieren, sondern auch die soziale Wiedereingliederung des Patienten beschleunigen.

Für Patienten mit ausgedehntem Hautverlust ist eine schnelle epidermale Heilung zudem von vitaler Bedeutung. Mit zunehmendem Zeitverlauf nach Verbrennung ohne adäquate Epithelbarriere nimmt das Infektionsrisiko und damit die Mortalität zu. Auch die Morbidität, die in Spendergebieten aufgrund von Spalthautentnahmen entsteht, kann durch eine beschleunigte epidermale Heilung erheblich reduziert werden.

Aufgrund der komplexen Natur des Wundheilungsprozesses ist es kaum möglich, die Heilung vollständig zu unterbrechen. Umgekehrt kann aber bei einer nichtheilenden Wunde eine limitierte korrigierende Maßnahme, z.B. die Anlage eines okklusiven oder semiokklusiven Verbands, bereits ausreichend für die Induktion der Heilung sein (Winter u. Scales 1963; Alvarez et al. 1983; Friedman et al. 1984; Mertz et al. 1985; Stevanovic 1985).

Ziel dieser Arbeit ist es, neue Ansätze zur Beschleunigung der epidermalen Wundheilung unter Verwendung eines aktiven Wundbehandlungssystems – der okklusiven kutanen „Brigham-Wundkammer" – aufzuzeigen (Eriksson et al. 1991; Breuing et al. 1992).

Herkömmliche Okklusiv- und Semiokklusivverbände sind als „passive" Wundabdeckungen konzipiert. Gesichert ist zwar eine Beschleunigung der Epithelisierung, jedoch sind exaktes Monitoring und therapeutische Intervention in Wunden nicht möglich.

Die lokale Beeinflussung der Wundheilung durch einen „interaktiven Wundverband" – wie in den eigenen Untersuchungen – gestattet es jedoch, Diffusionsbarrieren und systemische Störungen zu umgehen und erforderliche Substanzen sowie zelluläre Elemente direkt „vor Ort" zu bringen. Ein weiterer Aspekt für die Nutzung eines solchen Applikationssystems ist die Transplantation von Hautzellen. Damit wäre es zum einen möglich, Zellen in der Wunde zu kultivieren und zeitaufwendige Zellkulturschritte in vitro zu umgehen. Zum anderen könnte durch Verwendung genetisch modifizierter Zellen, die ein gewünschtes Genprodukt in der Wunde produzieren und sezernieren, der genetisch determinierte Wundheilungsprozeß moduliert werden.

Die Untersuchungen sollen daher im einzelnen zur Klärung folgender Fragen beitragen:

– 1. Welchen Einfluß hat das aktive Flüssigkeitskammersystem im Vergleich zu konventionellen Hydrokolloid- und Gazewundverbänden auf die Heilung experimenteller Hautwunden?
– 2. Wie verläuft die Epithelisierung dabei unter den verschiedenen Bedingungen (trockenes – feuchtes – flüssiges Wundmilieu)?
– 3. Enthält die mit dem epikutanen Kammermodell gewonnene Wundflüssigkeit signifikante Konzentrationen von Wachstumsfaktoren?
– 4. Läßt sich die Epithelisierung von komplexen Hautwunden durch Transplantation von Keratinozyten im okklusiven Kammersystem beschleunigen?
– 5. Können genetisch modifizierte Keratinozyten eine de-novo-Expression eines Peptids in der epidermalen Wundheilung leisten?
– 6. Welche klinischen Anwendungen bietet ein kutanes Wundkammersystem zur Behandlung von Hautwunden?

2 Material und Methodik

2.1
Das „Schweinemodell" in der Wundheilungsforschung

Das Schwein ist für die Erforschung der kutanen Wundheilung das beste Modell, da strukturelle Ähnlichkeiten mit menschlicher Haut bestehen (Monteiro-Rivier 1965; Karasek u. Oehlert 1968 a, b). Die Haut anderer verbreiteter Labortiere wie Ratten, Meerschweinchen und Kaninchen weist aufgrund der andersartig strukturierten Epidermis und Dermis nur bedingt Ähnlichkeiten mit der menschlichen Haut auf (Cohen et al. 1979; Timmenga u. Das 1992). Bei Nagern z.B. spielt in der Wundheilung der M. panniculus carnosus eine wichtige Rolle, da der Hauptanteil von produziertem Kollagen aus diesem Gewebe stammt (Cohen et al. 1979). Ein besonderer Nachteil von Heilungsstudien beim Nager ist, daß die Wundheilung der Haut vornehmlich durch Kontraktion erfolgt (Kennedy u. Cliff 1979) und damit Untersuchungen zur alleinigen Epithelisierung erschwert werden. Allen bislang bekannten Tiermodellen, auch dem des Primaten, ist gemeinsam, daß keine Keloid- bzw. hypertrophe Narbenbildung stattfindet (Cohen u. Mast 1990; Mast 1992).

Die Dynamik der Schweineepidermis mit ihrem mehrschichtigen stratifizierenden Epithel ist der menschlichen sehr ähnlich. Autoradiographische Studien zeigen einen Zyklus von 30 Tagen für die Erneuerung der Epidermis des Schweins (Weinstein 1965), während der des Menschen etwa 26–28 Tage beträgt (Rothberg et al. 1961; Weinstein u. Frost 1969; Halprin 1972; Bergstresser u. Taylor 1977). Oberflächliche Exzisionswunden heilen beim Schwein ebenso wie beim Menschen vornehmlich durch Epithelisierung (Winter 1962; Mertz et al. 1986; Swindle 1986; Breuing et al. 1992). In Vollhautwunden können – wegen der im Vergleich zum Nager weniger ausgeprägten Kontraktionstendenz – Studien zur Epithelisierung leichter ausgeführt werden (Meyer et al. 1978; Eriksson et al. 1991; Rigal et al. 1991; Leek u. Barlow 1992).

Biochemisch besteht beim Organismus des Schweins Homologie für eine Reihe von Peptiden und Reaktivität mit humanen Polypeptidwachstumsfaktoren (Eriksson et al. 1989; Lynch et al. 1989; Mertz et al. 1991). Die Methodik zur Kultivierung von epidermalen Zellen beim Schwein ist standardisiert (Eisinger et al. 1988; Regauer u. Compton 1990); umfangreiche Erfahrungen zum Gentransfer liegen vor (Hammer et al. 1985; Ebert et al. 1988; Vize et al. 1988; Nabel et al. 1989; Pursel et al. 1989).

Das Geschlecht des Tieres selbst hat keinen Einfluß auf die Wundheilung (Kennedy u. Cliff 1979), so daß für die beschriebenen Untersuchungen wegen der leichteren Handhabung weibliche Tiere herangezogen wurden.

2.2
Das epikutane Wundkammermodell beim Yorkshire-Schwein

2.2.1
Versuchstiere und experimentelle Hautwunden

Alle Versuche wurden durch das „Kommittee zur Genehmigung von Tierversuchen" (Harvard Medical Area Standing Committee on Animals) der Harvard Medical School, Boston, MA, USA sowie durch das Environmental Health and Safety Office der Harvard University, Cambridge, MA, USA genehmigt und in den Wundheilungslabors der Abteilung für Plastische Chirurgie, Brigham and Women's Hospital, Harvard Medical School, Boston durchgeführt.

Versuchstiere
Verwendet wurden weibliche Yorkshire-Schweine mit einem Gewicht von 40–50 kg (für Vollhautwunden und Keratinozytentransplantationen 20–25 kg). Die Tiere wurden unter konstanten Bedingungen bei +20 bis 23°C und 65% Luftfeuchtigkeit mit einem Tag-Nacht-Rhythmus von 12:12 h einzeln in rostfreien Spezialkäfigen gehalten und erhielten eine standardisierte pelletierte Kost sowie Trinkwasser ad libitum. Für die operativen Eingriffe wurden die Tiere nach mindestens 16stündigem Fasten in einer Panepinto-Schlinge (Charles River Laboratories, Wilmington, MA, USA) in Bauchlage gebracht. Alle Eingriffe wie Erzeugung von Wunden, Verbandswechsel und Entnahme von Biopsiematerial wurden in Inhalationsmaskennarkose mit Halothan 1–1,5% sowie Sauerstoff- und Lachgas-Gemisch im Verhältnis 3:5 durchgeführt. Postoperativ erhielten die Tiere 10 mg Morphin intraglutäal injiziert. Herzfrequenz, Atemfrequenz, rektale Körpertemperatur und periphere Sauerstoffsättigung wurden kontinuierlich während der Eingriffe gemessen.

In Bauchlage wurde die gesamte Rückenhaut zunächst mittels Elektroschere enthaart und anschließend naß rasiert. Es folgte Hautdesinfektion durch eine jeweils 3minütige Applikation von 7,5%igem Polyvidon-Iod, 10%igem Polyvidon-Iod und 70%igem Isopropylalkohol. Anschließend wurde die Haut mittels Trichloroethylen entfettet. Nach sterilem Abdecken wurde jede Hautwunde mit sterilem Marker und einer Schablone (15×15 mm) definiert. Bei Vollhautdefekten wurden die Wundränder mit schwarzer Tusche tätowiert, um die Wundkontraktion im Zeitverlauf photoplanimetrisch messen zu können. Am Versuchsende wurden die Tiere nach Einleitung einer Inhalationsnarkose (s. oben) durch eine einmalige i.v. Injektion von 5 g Thiopental-Natrium (Pentothal, Abbott Laboratories, North Chicago, IL, USA) getötet.

Wunden
Es wurden 2 Typen von Exzisionswunden der Haut untersucht.
Spalthautwunden (oberflächliche Exzisionswunden) wurden unter Verwendung eines elektrischen Padgett-Dermatoms (Kansas City Assemplage Co. Inc., Kansas City, MO, USA) in kaudokranialer Längsrichtung auf dem Rücken erzeugt. Dazu war das Gerät mit einer speziell gefertigten Lehre ausgestattet worden, die eine exakte Exzision von 15×15 mm messenden und 1,2 mm tiefen Hautwunden ermöglichte (Abb. 1 a, b). Die Uniformität der Wunden wurde anhand repräsentativer histologischer Schnitte der Exzisate überprüft.

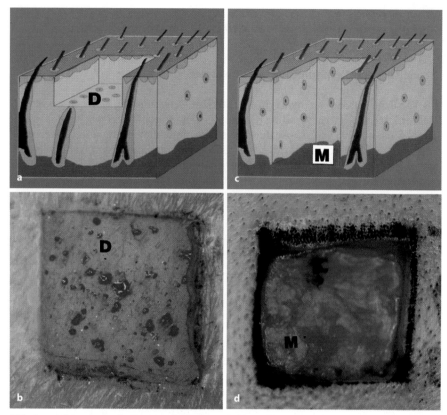

Abb. 1 a–d. Experimentelle Hautwunden beim Yorkshire-Schwein. **(a, b)** Spalthautwunde mit Erhaltung eines dermalen Wundbettes (*D*). **(c, d)** Vollhautwunde mit Erhaltung des M. panniculus carnosus
(*M*). Pro Tier wurden maximal 32 Wunden gesetzt, wobei diese den jeweiligen Versuchsgruppen randomisiert zugeordnet wurden. Die typische Anordnung mit symmetrisch-paraspinaler Plazierung der
Wunden ist in Abb. 2 wiedergegeben

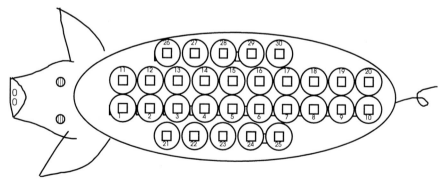

Abb. 2. Schema der Anordnung der Hautwunden beim Yorkshire-Schwein

Bei *Vollhautwunden* (*tiefe Exzisionswunden*, Abb. 1 c, d) wurde ein die gesamte Epidermis und Dermis umfassendes Hautareal (15×15 mm und 9 mm tief) mit einem Skalpell der Größe 11 entfernt. Dabei erfolgte die Exzision bis auf das Niveau des M. panniculus carnosus, der in toto erhalten wurde. Blutstillung wurde durch Kompression und gezielte monopolare Elektrokoagulation von blutenden Gefäßen errreicht.

Pro Tier wurden maximal 32 Wunden gesetzt, wobei diese den jeweiligen Versuchsgruppen randomisiert zugeordnet wurden. Die typische Anordnung mit symmetrisch-paraspinaler Plazierung der Wunden ist in Abb. 2 wiedergegeben.

2.2.2
Vinylkammer und Flüssigkeitsmilieu

Hautwunden in entsprechenden Versuchsgruppen wurden mit einer wasser- und luftdichten Vinylkammer bedeckt (Abb. 3).

Die Adhäsion der Basisplatte auf der Haut wurde durch Aufbringen von Stomaadhäsivklebstoff (Medical Adhesive, No. 7730, Hollister, Inc., Libertyville, IL, USA)

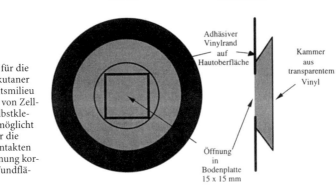

Abb. 3. Vinylkammer für die topische Behandlung kutaner Wunden im Flüssigkeitsmilieu sowie Transplantation von Zellsuspensionen. Eine selbstklebende Bodenplatte ermöglicht die Befestigung auf der die Wunde umgebenden intakten Haut. Die zentrale Öffnung korrespondiert mit der Wundfläche (15 × 15 mm)

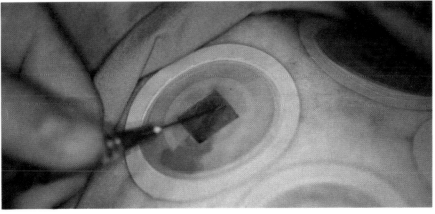

Abb. 4. Die Wundkammer wird nach Punktion des transparenten Teils gefüllt und mit selbstklebendem Vinyl-Tape (Scotch Magic Tape, 3M, St. Paul, MN, USA) versiegelt

gewährleistet. Auf dieser Unterlage fand die flüssigkeits- und luftdichte Vinylkammer (P. A. Medical Corp., Colombia, TN, USA) einen sicheren Sitz und bedeckte mit ihrer exakt der Wundfläche entsprechenden Öffnung die jeweilige Wunde. Die Kammern wurden mit 1,0 ml einer ungepufferten physiologischen Kochsalzlösung gefüllt (0,9%ige Natriumchloridlösung mit 100 IE Benzylpenicillin-Natrium und 100 µg Streptomycin-Sulfat) (Abb. 4). Die Antibiotikakonzentrationen entsprechen den Empfehlungen für Zellkulturen (Cooper et al. 1990). Keratinozytensuspensionen wurden in der gleichen Flüssigkeit resuspendiert.

Die Vinylkammern wurden in 24stündigen Abständen entleert, ausgewechselt und erneut gefüllt. Das Flüssigkeitsvolumen (Kochsalzlösung plus sezernierte Wundflüssigkeit) wurde täglich gemessen und für weitere biochemische Assays vorbereitet.

2.2.3
Wundphotographie und Bestimmung der Wundkontraktion

Wunden wurden am Operationstag (Tag 0) sowie in 3tägigen Abständen bis zur Biopsie mittels eines speziell angefertigten Distanzapparates photographiert. Die Wundkontraktion von Vollhautwunden wurde dann aus den Fotografien der Wundfläche planimetrisch auf einem elektronischen Grafiktableau (SummaSketch, Summagraphic, Fairfield, CT, USA) und IBM-kompatiblem Computer unter Verwendung des Planimetrieprogrammes Sigma-Scan V3.10 (Jandel Scientific Corp., Corte Modera, CA, USA) gemessen. Die Werte wurden anschließend in Prozent der ursprünglichen Wundfläche von 225 mm^2 ausgedrückt (Abb. 5).

Abb. 5. Typischer Verlauf der Kontraktion von Vollhautwunden

2.2.4
Histologische und morphometrische Untersuchungen

Biopsiematerial der Wunden wurde zu den vorgesehenen Zeitpunkten mittels kompletter Exzision der Wunden unter Einschluß angrenzender intakter Haut gewonnen. Die Gewebeproben wurden entweder für konventionelle Histologie in 10%igem Formaldehyd fixiert oder für Kryostat-Schnitte in flüssigem Stickstoff tiefgefroren. Nach Paraffineinbettung des in Formaldehyd fixierten Biopsiematerials erfolgte die Weiterverarbeitung zu 6 µm dicken Schnitten und Färbung mit Hämatoxilin und Eosin, Masson's Trichrom oder Eosin und X-Gal (s. Abschn. 2.6.4 β-Galaktosidase-Assay). Tiefgefrorene Gewebeproben wurden auf dem Kryotom in 8 µm dicke Schichten geschnitten und den verschiedenen Färbungen zugeführt.

Alle Proben wurden lichtmikroskopisch analysiert. Der Grad der Reepithelisierung (R) wurde unter Benutzung einer Kalibrierskala anhand von insgesamt 8 Schnitten pro Wunde festgestellt. Dabei wurde (R) in Prozent als Quotient aus reepithelisiertem Wundquerschnitt (W') und gesamtem Wundquerschnitt (W) gemäß folgender Formel berechnet:

$$R[\%] = \frac{W'}{W} \cdot 100$$

Die epitheliale Dicke wurde in allen komplett reepithelisierten Wunden in Mikrometer ermittelt, wobei das Stratum corneum wegen häufiger Artefakte nicht in die Messung einbezogen wurde. Die Regeneration der papillären epithelial-dermalen Grenzzone wurde anhand der Anzahl von Epithelleisten pro mm Epithel im Wundquerschnitt bestimmt. Als Maß für die zelluläre Infiltration im subepithelialen regenerierten Bindegewebe diente die Gesamtzellzahl pro mm^2 im Wundquerschnitt, ermittelt mit einem Kalibriergitter. Die verschiedenen Zelltypen wurden aufgrund morphologischer Merkmale differentialdiagnostisch abgegrenzt.

2.2.5
Bestimmung der epithelialen Barrierefunktion und Messung des pH-Wertes

Die tägliche Bestimmung von Gesamtprotein in der Wundflüssigkeit diente als nichtinvasiver, endogener Marker für die vollständige Rekonstitution einer epithelialen Barriere. Infolge der Ausreifung des Epithels in mindestens 3–4 Zellagen und Bildung eines intakten Stratum corneum kommt es zu einer Abnahme der Permeabilität für endogenes Protein und damit zur Verminderung des Proteingehaltes in der Wundflüssigkeit. Diese Funktion folgt einer Kinetik ersten Grades (Breuing et al. 1992). Für die Bestimmung der regenerierten Barrierefunktion individueller Wunden wurde die Proteinkonzentration semilogarithmisch gegen die Zeitachse aufgetragen und eine Regressionsgerade (r > 0,95) ermittelt. Mit der Regressionsgeraden wird der Zeitpunkt festgestellt, an dem endogenes Protein in Wundflüssigkeit aufgrund der regenerierten epithelialen Barriere den Wert für unverwundete Haut (< 4 mg/dl) erreicht hat. Der entsprechende Punkt auf der X-Achse (Zeitachse) wird als „Heilungszeit" definiert (Abb. 6) und in Tagen ausgedrückt. Heilungszeiten entsprechender Versuchsgruppen wurden aus den Einzelwerten individueller Wunden errechnet.

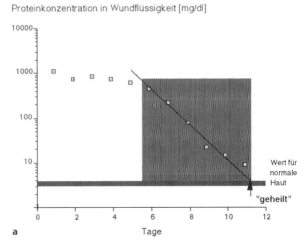

Abb. 6 a. Ermittlung der Heilungszeit mit der Proteineffluxmethode. **(a)** Bei Erreichen von Basiswerten (unverwundete Haut) für endogenes Protein in Wundflüssigkeit ist die epitheliale Barrierefunktion für Protein wiederhergestellt (*Pfeil*).

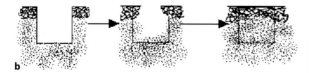

b

Abb. 6 b. Histologisch korreliert dies in standardisierten Hautwunden mit einem mindestens 3- bis 4schichtigen regenerierten Epithel und vollständig ausgebildetem Stratum corneum

Für die Messung des Proteins diente ein quantitativer turbidimetrischer Assay (Stanbio CSF, Stanbio Laboratory Inc., San Antonio, TX, USA) (Caraway 1959). Das Protein in der Wundflüssigkeit wird mit 5%iger wäßriger Trichloressigsäure als präzipitierendes Agens inkubiert und die Absorption des entstehenden Präzipitates bei 420 nm spektrophotometrisch gegen einen Proteinstandard gemessen. Die Berechnung der Proteinkonzentration P [mg/dl] erfolgt gemäß der Formel:

$$P(mg/dl) = \frac{Au-Aub}{As} \cdot 100$$

Erklärung: Au Absorption unbekannt (Probe), *As* Absorption Standard (äquivalent zu 100 mg/dl Albumin, bovin Fraktion V), *Aub* Absorption unbekannt blank (Probe plus Wasser) (erforderlich bei nicht farblosen Flüsssigkeiten)

Der pH-Wert wurde in der täglich gewonnenen Kammerflüssigkeit mittels eines pH-Meters (Beckmann Instruments, NJ, USA) gemessen.

2.3
Untersuchungen zur Heilung von oberflächlichen Exzisionswunden

Ziel der Studie ist es, den Einfluß der Hydratation des Wundmilieus auf die Epithelisierung oberflächlicher Exzisionswunden zu untersuchen und die Effekte des flüssigen Wundmilieus unter der Vinylkammer im Vergleich zu feuchten Hydrokolloidverbänden und trockenen Gazeverbänden morphologisch zu charakterisieren.

Versuchsgruppen
Bei 4 Yorkshire-Schweinen wurden 120 Spalthautwunden (30 Wunden pro Tier; Abb. 7) mit dem Elektrodermatom erzeugt. Diese wurden einer der folgenden 3 Behandlungsgruppen zugeordnet (jeweils n = 40):

– Gruppe I: Nasses Milieu. Physiologische Kochsalzlösung (Vinylkammer),
– Gruppe II: Feuchtes Milieu. Hydrokolloidverband (H. C.; DuoDerm, Convatec),
– Gruppe III: Trockenes Milieu. Gazeverband (Gaze; Gauze Sponges, 3"x3"-12ply, Inter-Overseas Inc.).

Technisches Vorgehen
Wunden der Gruppe II wurden mit einem 5×5 cm messenden Stück DuoDerm, die der Gruppe III mit einem 5×5 cm messenden Gazestück abgedeckt. Im Gegensatz zu Gruppe I wurden die Wundabdeckungen der Gruppe III nicht erneuert, sondern zum Biopsiezeitpunkt in toto exzidiert, um Artefakte zu vermeiden. In Gruppe II wurden undichte Verbände bei Bedarf erneuert und ebenfalls in die Biopsie mit einbezogen. Biopsie-

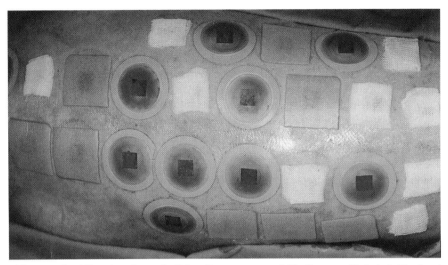

Abb. 7. Randomisierte Anordnung der Behandlungsgruppen mit Vinylkammer, Hydrokolloidverband und Gazeverband im Yorkshire-Schwein

material wurde von Tag 4 bis Tag 9 entnommen. Eine standardisierte Wundphotographie erfolgte an den Tagen 0 und 1 sowie zum Biopsiezeitpunkt.

2.4
Bestimmung von Wachstumsfaktoren in Wundflüssigkeit

Täglich wurden Wundflüssigkeit von 30 oberflächlichen Exzisionswunden und entsprechende Serumproben individuell gewonnen.

Die Proben wurden wie folgt aufgearbeitet: Nach Zentrifugieren der frischen Kammerflüssigkeit bzw. der Blutproben bei 1000 U/min über 10 min erfolgte Filtration durch ein 0,45 µm Sterivex-Filter (Sterivex-HV, Millipore Corp., Bedford, MA, USA) und Einfrieren in Aliquots von 1000 ml in Eppendorf-Küvetten bei –20°C.

ELISA (Enzyme-Linked Immunosorbent Assay)
Nach Auftauen bei Raumtemperatur wurden ELISA-Analysen (Enzyme-Linked Immunosorbent Assay, Quantikine, R&D Systems, Minneapolis, MN, USA) hinsichtlich der folgenden Wachstumsfaktoren durchgeführt:

– *Plättchenwachstumsfaktor* – Platelet-Derived Growth Factor-AB, *PDGF-AB*,
– *Basischer Fibroblastenwachstumsfaktor* – basic Fibroblast Growth Factor, *bFGF*,
– *Epidermaler Wachstumsfaktor* – Epidermal Growth Factor, *EGF*,
– *Transformierender Wachstumsfaktor-β_2* – Transforming Growth Factor-β_2, *TGF-β_2*,
– *Interleukin-1α, IL-1α.*

Der ELISA beruht auf dem quantitativen „Sandwichprinzip". Verwendet wird eine Mikrotiterplatte (96 well), die mit monoklonalem Antikörper gegen PDGF-AB, bFGF, EGF, TGF-β_2 oder IL-1α beschichtet ist.

Standards und Proben (200 µl/well) wurden in die Platte hineinpipettiert und 2 h lang bei Raumtemperatur inkubiert. Auf diese Weise wird vorhandener Wachstumsfaktor vom immobilisierten Antikörper an die Platte fixiert. Durch 3maliges Auswaschen mit Waschpuffer (400 µl/well) wurde freies Protein der Proben und Standards entfernt. Danach wurde enzymgebundener polyklonaler Antikörper spezifisch für den jeweiligen Wachstumsfaktor (200 µl/well) hinzugegeben und bei Raumtemperatur 1 h inkubiert. Durch diesen zweiten Antikörper (Antikörperkonjugat mit Horseradish-Peroxidase) wird das Wachstumsfaktormolekül „sandwichartig" an das Enzym gebunden. Es erfolgte erneut 3maliges Waschen, um freies Antikörperenzymreagens zu eliminieren.

Anschließend wurde Substrat (Wasserstoffperoxid und Tetramethylbenzidin; 200 µl/well) hinzugegeben (Watanabe et al. 1991). Durch Reaktion des an den Wachstumsfaktor fixierten Enzyms mit dem Substrat entsteht eine Farbreaktion proportional zur Menge des Wachstumsfaktors. Die Farbentwicklung wird mit 2N-Schwefelsäure gestoppt. Anschließend erfolgte die spektrophotometrische Messung (ELISA plate reader, Modell 0204, Genetic Systems, USA) der optischen Dichte bei 450 nm und Korrektur der Wellenlänge (optische Unregelmäßigkeiten der Mikrotiterplatte). Die Konzentration (pg/ml) in der Probe wurde durch Korrelation mit der optischen Dichte in bekannten Standardkonzentrationen ermittelt.

Alle Proben wurden in Duplikaten angesetzt und der Mittelwert bestimmt. Für die Standardkurve wurde eine logarithmische Darstellung gewählt, und es wurde eine Regressionsanalyse der logarithmischen Transformation durchgeführt.

RIA (Radioimmunoassay)
Die Bestimmung von Insulin-like Growth Factor (IGF-1) erfolgte mit dem IGF-1 by Extraction-RIA-Kit von Nichols (Nichols, San Juan Capistrano, CA, USA) nach Fällung der Bindeproteine aus einem Ethanol-Salzsäuregemisch (87,5% Ethanol und 12,5% 2N-Salzsäure). Die Analyse erfolgte als Radioimmunoassay mit polyklonalem Kaninchenanti-human-IGF-1.

Bei Raumtemperatur wurden je 50 µl IGF-1, Nullstandard, positive Standards, Kontrollen und Proben in Szintillationsröhrchen pipettiert. Danach wurde Reaktionspufferlösung (350 bzw. 250 µl) hinzugegeben und anschließend Anti-IGF-1-Antikörper. Nach Schütteln und Inkubation über 1 h wurde jeweils mit 100 µl radioaktivem Iod-125-IGF-1 bei +2° bis +8°C über 16–18 h inkubiert. Später wurde Schaf-(anti-Kaninchen-) Antikörper (500 µl) und normales Kaninchenserum (50 µl) hinzugefügt. Nach Schütteln und erneuter Inkubation über 20 min wurde bei 1300 bis 1500 U/min über 30 min zentrifugiert und sofort dekantiert. Alle Röhrchen wurden danach für mindestens 4 min (oder mindestens 10.000 cpm) im Gammacounter gemessen; die Konzentrationen wurden anschließend in ng pro ml anhand der Standardkurve ermittelt.

2.5
Transplantation kultivierter Keratinozyten in Vollhautwunden

2.5.1
Gewinnung der Zellen und Kultivierung

Primäre Keratinozytenkulturen wurden aus Spalthaut gewonnen. In Vollnarkose wurden pro Tier (Gewicht 20 kg) 80–100 cm² Spalthaut von 0,36 mm Dicke von der dorsalen Halsregion entnommen und in eine standardisierte sterile PBS-Lösung (Phosphatpuffer) verbracht.

Gewinnung der Zellen
Nach intensivem Waschen mit einer PBS-Lösung, die Benzylpenicillin-Natrium (100 IE/ ml), Streptomycin-Sulfat (100 µg/ml) und Amphotericin B (25 µg/ml) enthielt, folgte eine 2- bis 3stündige Inkubation der Spalthaut in serumfreiem Medium mit 0,25%iger Dispaselösung (Boehringer, Mannheim) bei +37°C und 5% Kohlendioxid im Zellinkubator (Stenn u. Milstone 1984). Danach ließ sich die Epidermis von der Dermis mechanisch mit der Pinzette separieren. Die Epidermis wurde anschließend für 30–45 min in einer Lösung von 0,1% Trypsin und 0,02% EDTA bei 37°C und 5% Kohlendioxid inkubiert. Danach konnte eine Einzelzellsuspension von Keratinozyten durch vorsichtiges „Zupfen" der enzymatisch aufgelockerten Epidermis gewonnen werden.

Diese Lösung wurde durch ein Nylonsieb mit 100 µm Maschenweite gegeben und nach Resuspension in Medium (Waymouth Medium plus 20% fetales Rinderserum und Additiva) in einer Dichte von 3 · 10⁶ Zellen pro Zellkulturflasche mit 25 cm² Bodenfläche (T25 Cell Culture Flasks, Corning, New York, NY, USA) kultiviert. Nach 24 h wurde das Medium gegen Keratinocyte Growth Medium (KGM, Clonetics Corp., San Diego, CA, USA) ausgetauscht, und das Kulturmedium in 2tägigen Abständen erneuert. Eine konfluierende Keratinozytenkultur war durchschnittlich nach 6 Tagen zu beobachten.

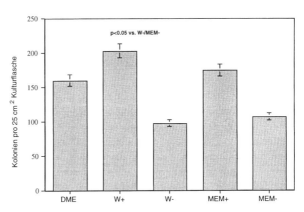

Abb. 8. Kolonieformation von Schweinekeratinozyten auf bestrahlten 3T3-Fibroblasten (feeder-layers) unter verschiedenen Mediumkonditionen. [Einsaat 500.000 Zellen; Additiva: Insulin, Transferrin, Hydrocortison, Arginin, Brenztraubensäure (Natrium-Pyruvat), 1,4-Butandiamindihydrochlorid (Putrescin-HCl), Benzylpenicillin-Natrium-Streptomycin-Sulfat, bei W+ auch Choleratoxin]. *DME*: DME-Base und 20% fetales Rinderserum (Gibco, New York, NY, USA); *W+*: Waymouth-Medium (Gibco) und 20% fetales Rinderserum sowie Additiva; *W–*: wie W+, jedoch keine Additiva; *MEM+*: MEM (Gibco) und 20% fetales Rinderserum sowie Additiva; *MEM–*: wie MEM +, jedoch ohne Additiva

Kultivierung der Zellen

Nach Austestung in Vorversuchen (s. Abb. 8) war als Universalmedium für die primäre Kultur am Tag der Keratinozytenpräparation Waymouth-Medium mit 20% fetalem Rinderserum sowie Additiva gewählt worden. Obwohl es ein kalziumreiches (> 1,5 mmol Kalzium) Medium ist, bot es jedoch die günstigsten Wachstumsbedingungen für Schweinekeratinozyten: Primäre Adhäsion und Kolonieformation wurden optimiert, und die Zellyse wurde in Gegenwart von potentiell toxischen Adsorbenzien wie Hexadimethrin bromid (Polybrene, Sigma, St. Louis, MO, USA) im Rahmen der retroviralen Transduktion verringert. Die Abb. 8 gibt die Ergebnisse eines direkten Vergleichs verschiedener Medien für die Primärkultur von Schweinekeratinozyten wieder.

Keratinozyten, die als Träger für rekombinante DNA dienten, wurden von Tag 3 oder 4 an täglich über einen Zeitraum von 6 h mit dem retroviralen Vektor bei 60% Konfluenz inkubiert (s. auch Abschn. 2.6.3).

2.5.2
Transplantationstechniken

Zur Herstellung von injizierbaren Keratinozytenzellsuspensionen zur Transplantation in Vollhautwunden des Yorkshire-Schweins erfolgte standardisiertes Waschen konfluenter Kulturen mit serumfreiem Waymouth-Medium. Danach wurden die Keratinozytenkulturen zunächst mit einer Lösung von 0,25% Trypsin und 0,02% EDTA über 20–30 min inkubiert. Dadurch wurden die Zellen enzymatisch von den Plastikoberflächen der Kulturflaschen gelöst. Die Zellen wurden dann in mit fetalem Rinderserum angereicherten Waymouth-Medium gewaschen. Nach Zählen der Zellen mit Bestimmung der Zellvitalität (Trypanblau-Test) wurden sie in physiologischer Kochsalzlösung in einer Zelldichte von $3 \cdot 10^6$ Zellen/ml resuspendiert. Diese Suspension wurde unter sterilen Bedingungen in 3 ml Plastikspritzen aufgezogen und bis zur Injektion auf Eis gelagert. Die Injektion erfolgte in einem Volumen von 1,0 ml und einer Zellkonzentration von $3 \cdot 10^6$ vitaler Zellen pro ml in die mit Vinylkammern bedeckten frischen Vollhautwunden (s. auch Abb. 4).

2.6
Keratinozytentransplantation und Gentransfer

2.6.1
Prinzip des retroviralen Gentransfers

Replikationsdefekte Viren sind die Grundlage des retroviralen Gentranfers (Mulligan 1983; Miller 1987; Danos u. Mulligan 1988). Von Wirtszellen produzierte Vektoren haben durch genetische Manipulationen die Gensequenzen für den kompletten Replikationszyklus verloren und können sich damit nach Infektion der Wirtszelle nicht mehr vermehren, da das Virusgenom nur noch die genetische Information für die Produktion des gewünschten Genproduktes (z. B. hGH) enthält. Statt dessen wird aber dieses über die Dauer des Lebenszyklus der Zelle produziert, wenn eine stabile Integration in das Genom erfolgt ist. Nach Penetration des Virus in die Wirtszelle und Freisetzung der Vektor-RNA wird mittels der gleichzeitig eingeschleusten viralen reversen Transkriptase zunächst die Umschreibung von RNA in DNA durchgeführt.

Abb. 9. (a) Darstellung der Einzelschritte in der genetischen Übertragungskette. **(b)** Schematische Darstellung des Prinzips des Gentransfers (Transduktion) in eukaryonte Zellen mittels retroviraler Vektoren

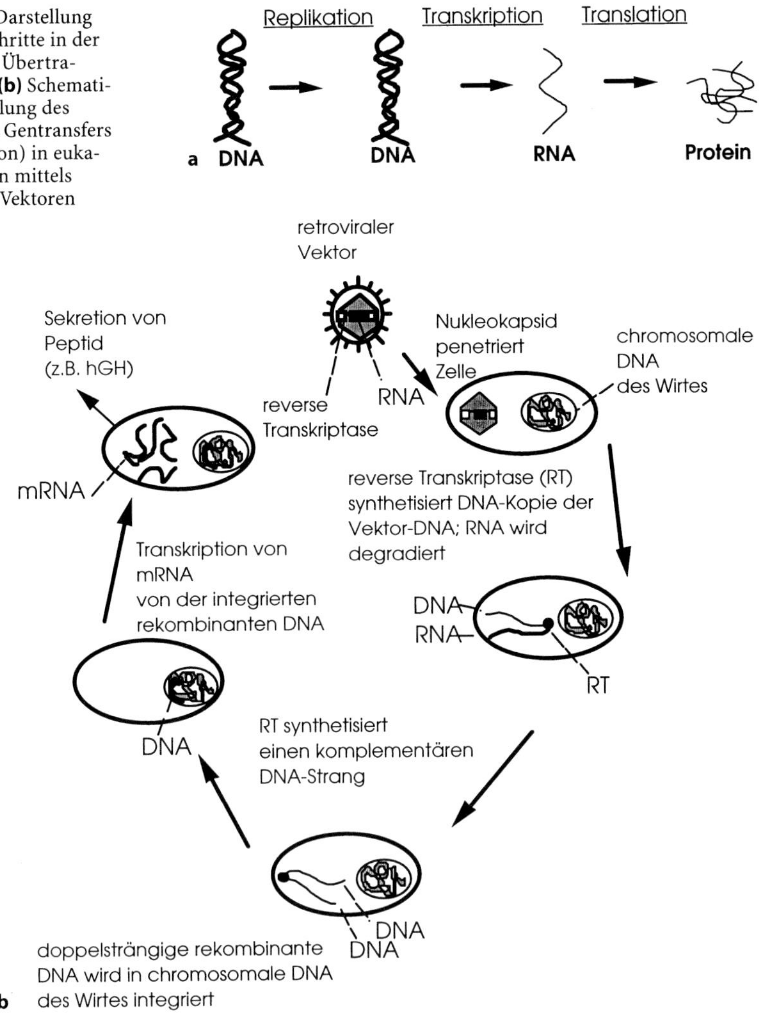

Von dem DNA-Strang wird, ebenfalls mittels reverser Transkriptase, ein komplementärer und somit ein DNA-Doppelstrang synthetisiert, der in das Genom integriert wird. Von der DNA-Gen-Sequenz erfolgt gemäß den bekannten Mechanismen die Transkription von mRNA und die Translation in das Genprodukt (z. B. β-Galaktosidase oder hGH; Abb. 9).

2.6.2
Beschreibung der retroviralen Vektoren

Für den retroviralen Gentransfer in Keratinozyten und Fibroblasten standen uns 2 Retroviruskonstrukte zur Verfügung. Sie unterscheiden sich in den eingespleißten Gensequenzen für die Reportergene lacZ und hGH.

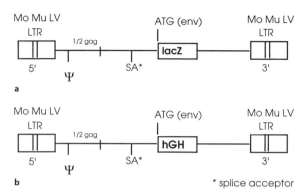

Abb. 10 a, b. Schematische Genkarten der murinen Moloney Leukemia Retrovirus-Vektoren MFG-lacZ (a) und α-SCG-hGH (b), die durch die ψ-CRIP-Fibroblasten-Zellinie produziert werden. Dieser Retrovirusvektor ist replikationsdefizient durch die Deletion eines Großteils der Gensequenzen für die Strukturproteine *pol*, *env* und *gag*. Unter Promotorkontrolle der Virus-LTR (Long Terminal Repeats) befindet sich die Sequenz der Reportergene lacZ und hGH. Die beiden gezeigten Vektoren unterscheiden sich nur in den eingespleißten Reportergenen (lacZ und hGH)

Die Vektoren wurden aus den von Mann et al. (1983) sowie Danos u. Mulligan (1988) klonierten Moloney-Leukämie-Retrovirus-Vektoren (Moloney murine Leukemia Vector) entwickelt (Abb. 10 a, b). Die ψ-CRIP-Fibroblasten-Zell-Linie (packaging-cell-line) produziert nach Transfektion mit dem entsprechenden lacZ- oder hGH-Plasmid replikations-inkompetente Viren, die ein amphotropes Ziel-Zell-Spektrum besitzen, also humane und andere eukaryonte Zellen infizieren (Danos u. Mulligan 1988). Die Regulation von hGH oder lacZ nach Integration in das Wirtszellengenom erfolgt durch die Virus-LTR (Long Terminal Repeats). In dem Kulturüberstand wurden Titer von 1 bis $2 \cdot 10^7$ pfu/ml erreicht.

2.6.3
In-vitro-Transfektion und Zelltransplantation

LacZ- oder hGH-Vektor-produzierende ψ-CRIP-Zellen wurden in Dulbecco modified Eagle Medium (DME-Medium, Gibco, New York, NY, USA) mit 10% Kälberserum im Whitehead Institute for Biomedical Research, Cambridge, MA, USA kultiviert. Zehn Milliliter dieses Mediums, welches 18 h zuvor auf 10 cm² Virus-produzierende Zellen appliziert worden war, wurde aspiriert und durch ein 0,45 μm Filter gegeben; anschließend wurde Hexadimethrin bromid in einer Konzentration von 8 μg/ml hinzugefügt. Das Viruspartikel enthaltende Medium wurde bis zur Weiterverwendung bei –70°C aufbewahrt.

Keratinozyten, die als Träger für rekombinante DNA dienten, wurden zunächst bis zu 60% Konfluenz kultiviert. Danach wurden die Kulturen täglich 6 h lang über 3 Tage mit Retrovirus-Vektor-Medium (3 ml pro Flasche mit 25 cm² Bodenfläche) inkubiert. Jeweils nach der 6stündigen Inkubation wurde das DME-Medium gegen Waymouth-Medium ausgetauscht. Die gemessenen Virustiter zu Beginn der Inkubation betrugen 1 bis $2 \cdot 10^7$ Viruspartikel pro ml. Nach Abschluß der Vektorinkubation von 3 Tagen erfolgte dann die Trypsinierung und Herstellung einer Einzelzellsuspension in physiologischer Kochsalzlösung mit $3 \cdot 10^6$ vitalen Zellen/ml.

2.6.4
β-Galaktosidase-Assay

Die Escherichia-coli-β-Galaktosidase (lac Z), Molekulargewicht $4,6 \cdot 10^6$ Dalton, spaltet Laktose in Glukose und Galaktose und ist eines der am häufigsten eingesetzten Reportergene für die Messung von Genexpression. Zellen, die das lacZ-Gen inkorporiert haben, produzieren β-Galaktosidase und können mit einer einfachen histochemischen Methode identifiziert werden. Die β-Galaktosidase spaltet in situ das Substrat 5-Brom-4-chlor-3-indolyl-β-D-galaktosid (X-Gal) und setzt dabei einen Indigofarbstoff frei, der durch Oxydation eine intensive blaue Farbe annimmt (Sanes et al. 1986; Cepko et al. 1987; Price et al. 1987). Dabei wird das Genprodukt β-Galaktosidase sowohl von instabilen intrazellulären lacZ-Plasmiden als auch von stabil im Genom der Zelle inkorporierten retroviralen (durch reverse Transkriptase in DNA umgeschriebenen) lacZ-Sequenzen exprimiert.

Der histochemische Assay wurde wie folgt durchgeführt:

In vitro wurden die Zellen mit 0,5% Glutaraldehyd fixiert (5 min lang) und mit PBS (mit 1 mmol Magnesiumchloridlösung) gewaschen. Danach wurde mit der X-Gal-Lösung über 4 h inkubiert und anschließend beurteilt. Für eine Quantifizierung der Transfektionseffizienz erfolgte die histochemische Färbung in Suspension, nachdem die Zellen durch Trypsinierung und Waschen in Lösung gebracht worden waren.

In situ erfolgte der Nachweis von lacZ-positiven Zellen nach Transplantation in Wunden in einer modifizierten Technik. Das in tissue-tek (OCT-Compound, Miles Inc., Elkhart, New York, NY, USA) eingebettete und bei −70°C tiefgefrorene Biopsiematerial wurde auf dem Kryostaten in 8 μm Dicke geschnitten und nach Fixation in 0,5%iger Glutaraldehydlösung und nach Waschen in einer PBS-Lösung (mit 1 mmol Magnesiumchlorid) mit X-Gal 16 h lang inkubiert. Danach erfolgten eine Gegenfärbung mit Eosin und eine lichtmikroskopische Beurteilung. Negative Kontrollen dienten zum Ausschluß falsch-positiver Hintergrundsfärbung.

2.6.5
Radioimmunoassay für humanes Wachstumshormon

Zum Nachweis des retroviral transduzierten Genproduktes humanes Wachstumshormon (hGH) diente ein standardisierter Radioimmunoassay (Allegro Human Growth Hormone Transient Gene Expression Assay System, Nicholls, San Juan Capistrano, CA, USA). Dieser Assay wurde im Labor für Endokrinologie und Hypertension des Brigham and Women's Hospital, Boston, MA, USA ausgeführt. Als unterste Nachweisgrenze gilt 0,1 ng/ml. Der Test ist hochspezifisch für hGH und reagiert nicht mit Schweinewachstumshormon; entsprechende Kontrolluntersuchungen in normalem Serum und normaler Wundflüssigkeit des Schweins verliefen negativ.

Die Abb. 11 gibt den Versuchsaufbau für den retroviralen Gentransfer zusammenfassend wieder.

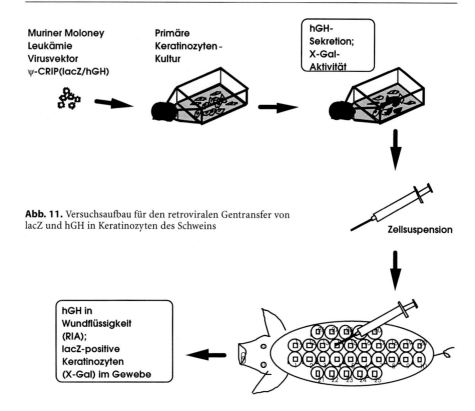

Abb. 11. Versuchsaufbau für den retroviralen Gentransfer von lacZ und hGH in Keratinozyten des Schweins

2.6.6
Versuchsgruppen

Bei insgesamt 11 Schweinen wurden 167 Vollhautwunden gesetzt und nach folgender Gruppeneinteilung behandelt (Tabelle 1).

Wundflüssigkeit wurde täglich aspiriert und der Analyse des Proteineffluxes sowie der hGH-Bestimmung zugeführt. Die Wunden wurden an den Tagen 4, 6, 8, 10, 12, 14, 16 und 27 biopsiert und für konventionelle Paraffineinbettung oder Kryotomschnitte vorgesehen.

Tabelle 1. Versuchsgruppen der Keratinozytentransplantation

Behandlung	Wunden [n=167]
0,9%ige NaCl-Lösung	81
Keratinozyten	86
Davon:	
unmodifiziert	36
transfiziert mit lacZ	17
transfiziert mit hGH	9
transfiziert mit hGH/lacZ	24

2.7
Statistische Methoden

Für alle Daten wurden Mittelwert, Standardabweichung, Standardfehler und das 95%-Konfidenzintervall berechnet. Statistische Unterschiede zwischen den Gruppen wurden wegen der Wertecharakteristik (Nichtnormalverteilung) mittels des nonparametrischen Mann-Whitney-U-Testes ermittelt. Für das Ereignis „epidermale Heilung" wurde eine logistische Regressionsanalyse durchgeführt. Als Signifikanzniveau wurde p < 0,05 angesetzt. Die statistischen Analysen erfolgten im Department of Biostatistics, Harvard School of Public Health, Boston, MA, USA.

3 Ergebnisse

3.1
Heilung oberflächlicher Exzisionswunden

3.1.1
Morphologische Untersuchungen

3.1.1.1
Makroskopische Aspekte

In Wunden, die mit physiologischer Kochsalzlösung (s. Abschn. 2.3, Gruppe I) behandelt worden waren, war bereits nach 24 h ein fibrinöser Clot im Wundbett zu erkennen. Dieser wurde im weiteren Verlauf nach histologisch nachweisbarem Umbau in Granulationsgewebe von regenerierendem Epithel bedeckt. Auf dem Epithel war eine dünne Schicht aus amorphem Material und zellulärem Debris lokalisiert (Abb. 12 a und 14 a). Bei den anderen beiden Gruppen war das Epithel wegen der Charakteristika der Verbände nicht zu beurteilen.

In feuchten Wunden (s. Abschn. 2.3, Gruppe II) wurde der Hydrokolloidverband nicht entfernt, sondern in die Biopsie mit einbezogen, da der Verband dem Epithel direkt aufsaß (Abb. 12 b und 14 b). In luftexponierten Wunden unter Gaze (Abb. 12 c und 14 c) entwickelte sich ein Schorf. Zum Biopsiezeitpunkt (ab Tag 3) war die Gaze fest mit dem darunterliegenden Schorf verbacken; sie wurde bei der Biopsie mit entnommen.

3.1.1.2
Mikroskopische Aspekte

Qualitative Unterschiede
Die epidermale Regeneration ging in allen 3 Gruppen (s. Abschn. 2.3) sowohl von dermalen Anhangsgebilden als auch von den Wundrändern aus. Dennoch war der Verlauf der Reepithelisierung in den 3 Gruppen sehr verschieden: In Gruppe III (Luftexposition) bildete sich eine Nekrose der dermalen Anteile des Wundbettes aus, wodurch die Tiefe des Gewebeverlustes zusätzlich zur Exzision zunahm (Abb 13 c und 15 c).

Die Grenze zwischen nekrotischer und vitaler Dermis demarkierte sich dabei frühzeitig durch eine Zone aus pyknotischen polymorphonukleären Zellen (Abb. 13 c). Die Keratinozyten der sich regenerierenden Epidermis migrierten durch diese Grenzzone zwischen avitaler und vitaler Dermis (Abb. 13 c und 15 c).

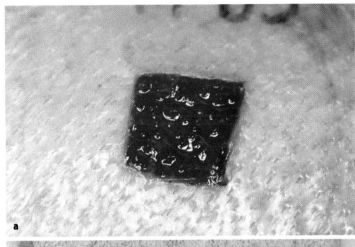

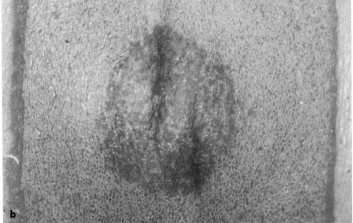

Abb. 12 a–c.
Makroskopischer
Aspekt 3 Tage
nach Induktion
von Spalthaut-
wunden. **(a)** Bei
täglichem Aus-
tausch der Kam-
mer und konti-
nuierlicher
Behandlung mit
physiologischer
Kochsalzlösung
ist die Ausbil-
dung eines frü-
hen fibrinösen
Bindegewebes
auf dem derma-
len Wundgrund
sichtbar.
(b) Hydro-
kolloid- und
(c) Gazever-
bände wurden
während der
gesamten Zeit in
situ belassen

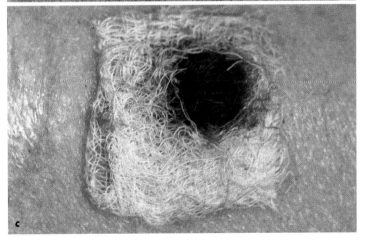

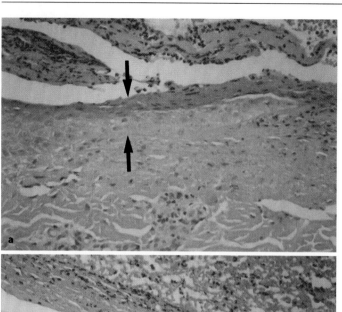

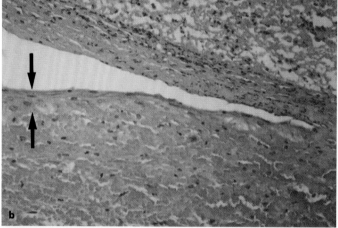

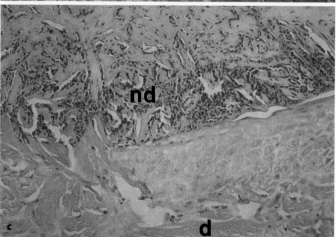

Abb. 13 a–c. Mikroskopischer Aspekt 3 Tage nach Induktion von Spalthautwunden. **(a)** Nasse Wunden entwickeln ein dikkeres Epithel (*Pfeile*) mit früherer Formation von Epithelleisten. **(b)** Unter Hydrokolloidverbänden entsteht im feuchten Milieu eine wesentlich dünnere Epidermis. **(c)** Die Regeneration der Epidermis bei der trockenen Behandlung erfolgt in der Grenzschicht zwischen nekrotischer (*nd*) und vitaler Dermis (*d*). [Hämatoxilin und Eosin; Originalvergrößerung **(a)** und **(b)** 200fach, **(c)** 400fach]

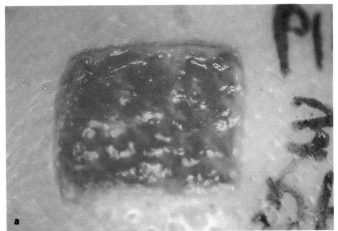

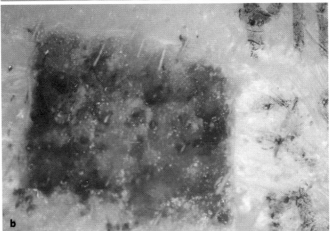

Abb. 14 a–c. Makroskopischer Aspekt 6 Tage nach Induktion von Spalthautwunden. **(a)** Nasse Wunden zeigen eine minimale Formation von Schorf, wobei das neue Epithel nach Entfernung der Kammer klar erkennbar ist. **(b)** Unter Hydrokolloidverbänden entsteht im feuchten Milieu eine gallertige Substanz, die nach Entfernung des Verbandes auf der Wundoberfläche haften bleibt. **(c)** Der trockene Gazeverband ist mit der Wundoberfläche fest verhaftet

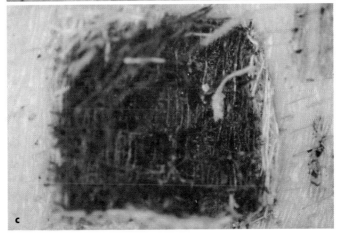

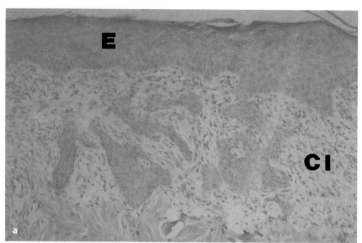

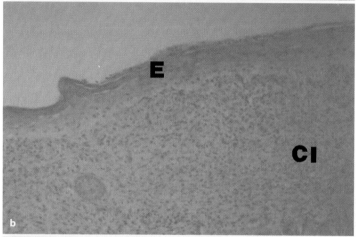

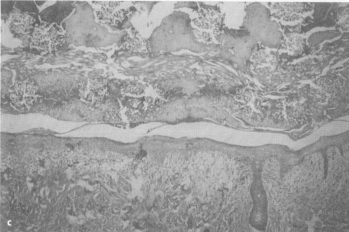

Abb. 15 a–c.
Mikroskopischer Aspekt 6 Tage nach Induktion von Spalthautwunden. **(a)** In Wunden, die mit physiologischer Kochsalzlösung behandelt worden waren, findet sich ein hyperplastisches Epithel mit multiplen Epithelleisten. Moderates zelluläres Infiltrat (*CI*) des subepidermalen Granulationsgewebes (*E* = Epidermis). **(b)** Unter Hydrokolloidverbänden ist die neue Epidermis (*E*) dünner und weist weniger Epithelleisten auf. Subepidermal findet sich vemehrt entzündliches Infiltrat. **(c)** Im trockenen Milieu ist die Gaze fest mit der nekrotischen Dermis des Wundschorfes verbacken. Das Wundbett weist eine erhebliche Tiefe gegenüber der angrenzenden Haut auf. Nur vereinzelt subepidermale Areale mit Granulationsgewebe. [Hämatoxilin und Eosin.] [Originalvergrößerung **(a)** und **(b)** 100fach, **(c)** 40fach]

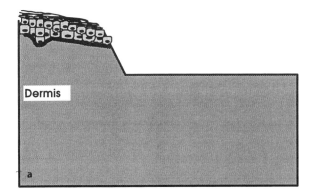

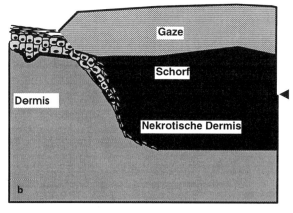

Abb. 16 a–c. Schematische
Darstellung des unterschiedlichen Verlaufes der Epithelisierung von trocken (**b**) und
feucht oder naß behandelten
(**c**) Wunden. (**a**) In einer
frisch induzierten Spalthautwunde kommt es durch Luftexposition und Gaze (**b**) zur
Nekrose der oberflächlichen
Anteile der Dermis und damit
zu einer Tiefenzunahme der
Wunde. (**c**) In nassen oder
feuchten Wunden trocknet die
Dermis nicht aus, sondern es
entwickelt sich ein Granulationsgewebe (Neodermis), welches als Matrix für das regenerierende Epithel dient.
Pfeile Niveau der ehemaligen
Dermatomexzision

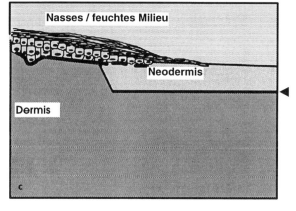

Die epitheliale Migration in der Gruppe II (Hydrokolloidverband) und Gruppe I
(Vinylkammer mit physiologischer Kochsalzlösung) verlief dagegen oberhalb des
dermalen Wundbettes auf dem neu entstehenden Granulationsgewebe, welches den
dermalen Defekt ausfüllte (Abb. 15 a, b). Im feuchten Milieu (Gruppe II) erfolgte die

epitheliale Regeneration auf diesem Granulationsgewebe in direktem Kontakt mit dem gelatinösen Anteil des flüssigkeitsgesättigten Hydrokolloids (Abb. 13 b). Das regenerierende Epithel in Gruppe I war während der Migration auf dem Granulationsgewebe dem flüssigen Milieu direkt ausgesetzt. Bedeckt wurde es nur von einer dünnen Schicht aus Zelldebris, Bakterien und Fibrin (Abb. 13 a).

Insgesamt fand also die Reepithelisierung im feuchten und flüssigen Milieu auf dem ehemaligen Niveau des Epithels statt, während es bei Luftexposition zu einer deutlichen dermalen Nekrose mit Epithelisierung in einer tieferen Schicht kam (Abb. 16).

Quantitative Unterschiede
Reepithelisierung. In allen 3 Gruppen war ab Tag 3 eine beginnende epidermale Regeneration erkennbar. In Gruppe I waren die Wunden an Tag 6 vollständig reepithelisiert, in Gruppe II an Tag 7 und in Gruppe III an Tag 8. Das feuchte (Gruppe II) und nasse Milieu (Gruppe I) beschleunigten die Reepithelisierung signifikant (Abb. 17), wie die logistische Regressionsanalyse ergab. Das Zielereignis „epidermale Heilung" (komplette Epithelisierung) war im Vergleich zur Luftexposition unter nassem Milieu signifikant schneller (Gruppe I, p < 0,0001) als unter feuchtem Milieu (Gruppe II, p < 0,005) erreicht. Gruppe I und II waren jedoch untereinander nicht signifikant verschieden (p = 0,075).

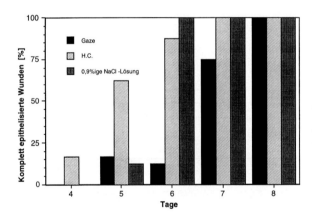

Abb. 17. Ausmaß der Epithelisierung von Spalthautwunden bei unterschiedlicher Behandlung. Die Epithelisierung beginnt früher in feucht (*H. C.*) behandelten Wunden, aber ist früher in nassen (physiologische Kochsalzlösung) Wunden abgeschlossen (prozentualer Anteil komplett epithelisierter Wunden)

Epidermale Dicke
Luftexponierte Wunden (Gruppe III) bildeten ein signifikant dünneres Epithel aus als feuchte (Gruppe II) oder nasse Wunden (Gruppe I). An Tag 7 (komplette Epithelisierung von Wunden der Gruppe I und II) betrug die epidermale Dicke 204 ± 23 µm (Gruppe I), 141 ± 12 µm (Gruppe II) und 129 ± 18 µm (Gruppe III) (normale angrenzende Epidermis: 36,4 ± 6,3 µm) (Abb. 18 a). An Tag 7 fanden sich in nassen Wunden zudem signifikant mehr (26,4 ± 3,3) epitheliale Zellagen als in feuchten Wunden (18,5 ± 1,7) und gazebehandelten Wunden (16,6 ± 1,6). Der Wert für normale angrenzende Epidermis betrug 7,5 ± 1,7 epidermale Lagen. Der Unterschied war für Gruppe I gegenüber den anderen Gruppen statistisch signifikant (p < 0,05) (Abb. 18 b).

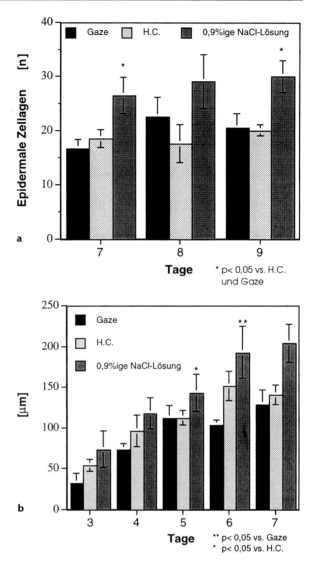

Abb. 18 a–b. Höhe der regenerierten Epidermis, gemessen in Anzahl der Zellagen **(a)** und Dicke in μm **(b)**

Dermale Nekrose

Die sich unter Luftexposition (Gruppe III) entwickelnde Nekrose des dermalen Wundbettes war in den beiden anderen Gruppen nicht zu beobachten und somit in der Gruppe III hinsichtlich Tiefenausdehnung statistisch hochsignifikant ausgeprägt (Tabelle 2).

Tabelle 2. Nekrosetiefe des dermalen Wundbettes von Spalthautwunden

Behandlung	Tag 5	Tag 7
Gaze	549 ± 73,8	866 ± 128,1*
H. C.	0	9
0,9%ige NaCl-Lösung	0	0

Angaben in µm; *p < 0,005.

Dermoepidermale Interdigitationen (Rete pegs)

Im direkten Vergleich komplett epithelisierter Wunden fand sich eine signifikant höhere Frequenz von dermoepidermalen Interdigitationen an Tag 6 in Gruppe I im Vergleich zu Gruppe II: 7,8 ± 0,51 pro mm vs. 6,0 ± 0,89 pro mm (p < 0,05).

Subepidermale Zellinfiltration

In Gruppe I und II entwickelte sich auf dem dermalen Wundbett ein Granulationsgewebe, welches ein zelluläres Infiltrat enthielt, das sich zwischen den beiden Gruppen signifikant unterschied: Feuchte Wunden (Gruppe II) zeigten eine ausgeprägtere zelluläre Infiltration als nasse Wunden (Gruppe I) (Abb. 15 a, b sowie Tabelle 3). In luftexponierten Wunden wurde keine Zellinfiltration festgestellt, da hier Granulationsgewebe unter dem neuen Epithel nur minimal auf vitaler Dermis entstand. An Tag 5 war die Anzahl der neutrophilen Granulozyten signifikant in den mit Hydrokolloidverband behandelten Wunden (Gruppe II) vermehrt (p > 0,05). An Tag 7 waren bei hochsignifikanter Vermehrung der Gesamtzahl an Zellen (p > 0,0005) nunmehr die Fibroblasten im Differentialbild unter Hydrokolloidverband hochsignifikant führend (p > 0,005) (Tabelle 3).

Tabelle 3. Subepitheliales Zellinfiltrat von Spalthautwunden (Anzahl der Zellen des entzündlichen Infiltrates pro 10^{-6} mm^2)

Zellen	Tag 5		
	0,9%ige NaCl-Lösung	H. C.	p
Alle	171 ± 8,9	183,5 ± 17,4	n. s.
Davon:			
Lymphozyten	16,4 ± 4,3	17,1 ± 2,8	n. s.
Fibroblasten	124 ± 0,6	132,6 ± 7,9	n. s.
Makrophagen	12,6 ± 2,7	12,6 ± 4,8	n. s.
Neutrophile Granulozyten	2,4 ± 0,4	6,2 ± 1,3	0,0156
Andere Zellen	15,6 ± 2,4	16,9 ± 2,9	n. s.

Zellen	Tag 7		
	0,9%ige NaCl-Lösung	H. C.	p
Alle	127 ± 2,9	149 ± 5,6	0,0003
Davon:			
Lymphozyten	5,7 ± 0,7	8,57 ± 2	n. s.
Fibroblasten	107,6 ± 2,6	119,3 ± 3	0,0031
Makrophagen	5,4 ± 0,37	7,59 ± 1	n. s.
Neutrophile Granulozyten	1,84 ± 0,29	4 ± 1,7	n. s.
Andere Zellen	7,59 ± 0,5	11,6 ± 1,6	0,034

3.1.2
Barrierefunktion und pH-Wert

Protein
Die Messung des Gesamtproteins als nichtinvasivem Parameter für eine intakte epitheliale Barriere war in kammerbehandelten Wunden durch einen charakteristischen, logarithmisch absinkenden Verlauf gekennzeichnet. Nach 24 h betrug der gemessene Wert 2221,4 ± 160,5 mg/dl, er sank nach Tag 4 (1083,8 ± 314,6 mg/dl) steil auf Normwerte für unverwundete Haut (4 mg/dl) ab (Abb. 19 a). Die ermittelte Heilungszeit betrug 7,9 ± 0,7 Tage (n=24, Mittelwert ± Standardabweichung).

pH-Wert
Der pH-Wert in derWundflüssigkeit lag zum ersten gemessenen Zeitpunkt nach 24 h bei 7,5. Die Messungen ergaben ein ähnliches Profil wie Gesamtprotein mit Erreichen von Normwerten (pH 5,5–6,0) an Tag 10 (Abb. 19 b).

Wundflüssigkeit
Die Volumina der Kammerflüssigkeit näherten sich bis zum Tag 5 (1,05 ml) den Werten für unverwundete Haut an (Abb. 19 c).

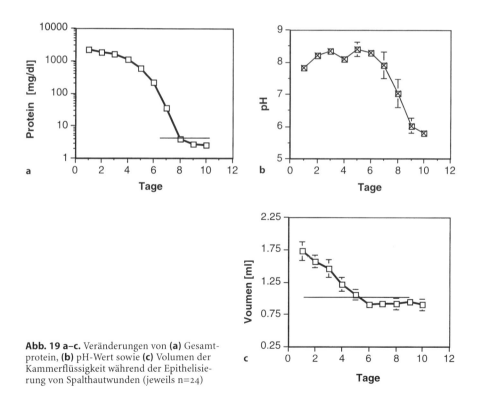

Abb. 19 a–c. Veränderungen von **(a)** Gesamtprotein, **(b)** pH-Wert sowie **(c)** Volumen der Kammerflüssigkeit während der Epithelisierung von Spalthautwunden (jeweils n=24)

3.1.3
Wachstumsfaktoren in der Kammerflüssigkeit

Es konnten in Wundflüssigkeit und im Serum des Yorkshire-Schweins meßbare Konzentrationen von Wachstumsfaktoren nachgewiesen werden.

Die Ergebnisse für *Wundflüssigkeit* lassen sich wie folgt zusammenfassen:

PDGF-AB
Nach 24 h wurden 31 pg/ml gemessen; der Kurvenverlauf zeigte einen Gipfel an Tag 2 (86,7 pg/ml) und ein Maximum an Tag 5 mit 271,2 pg/ml. Dies entspricht einer 9fachen Steigerung gegenüber dem 24-h-Wert. Es kam danach zum steilen Absinken, und an Tag 7 war bereits kein PDGF-AB mehr in der Wundflüssigkeit nachweisbar (Abb. 20 a).

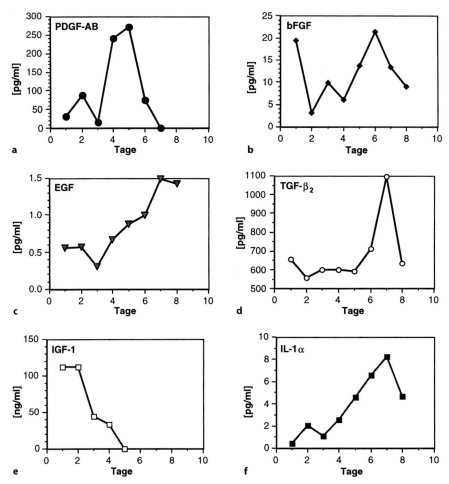

Abb. 20 a–f. Konzentration von Wachstumsfaktoren in Kammerflüssigkeit während der Epithelisierung von Spalthautwunden

bFGF

Das mittels ELISA bestimmte bFGF-Profil war durch einen bereits am 1. Tag nachweisbaren Spiegel von 19,3 pg/ml gekennzeichnet. Nach Absinken auf Werte unter 5 pg/ml an Tag 2 kam es danach zu einem erneuten Anstieg mit einem Gipfel an Tag 6 (21,4 pg/ml). An Tag 8 war bFGF bereits unter den Ausgangswert von Tag 1 abgesunken (9 pg/ml) (Abb. 20 b).

EGF

Die Messungen von EGF ergaben die niedrigsten Konzentrationen von allen Faktoren (0,56 pg/ml an Tag 1). Maximalwerte fanden sich an Tag 7 (1,49 pg/ml) und Tag 8 (1,42 pg/ml) (Abb. 20 c).

TGF-β_2

Hohe Werte, die über denen von Serum (125,5 pg/ml) lagen, wurden bereits nach 24 h gemessen (655,65 pg/ml). Ein Maximum (1100 ng/ml) wurde an Tag 7 beobachtet; danach steiles Absinken auf 632,6 pg/ml an Tag 8 (Abb. 20 d).

IGF-1

Die RIA-Bestimmungen von IGF-1 ergaben einen initialen Wert von 112 ng/ml während der ersten 48 h und anschließend ein rasches Absinken auf Nullwerte an Tag 5 (Abb. 20 e).

IL-1α

An Tag 1 lagen die Werte im unteren Bereich der Nachweisbarkeit. Dann ansteigende Werte auf 8,2 pg/ml an Tag 7 (das 20fache des Ausgangswertes). An Tag 8 war bereits wieder ein Absinken (4,6 pg/ml) festzustellen (Abb. 20 f).

Die im *Serum* gemessenen Werte der Wachstumsfaktoren sind in Tabelle 4 dargestellt.

Tabelle 4. Serumkonzentrationen von Wachstumsfaktoren im Yorkshireschwein (Mittelwert aus 8 Einzelbstimmungen, pg/ml)

PDGF-AB	bFGF	EGF	TGF-β_2	IGF-1	IL-1α
64,96	18,61	1,14	25,8	> 76.000	0,13

3.2
Keratinozytentransplantation

3.2.1
Morphologische Untersuchungen

3.2.1.1
Makroskopische Aspekte

Nach Transplantation von Keratinozytensuspensionen (Tag 0, Abb. 21 a und 22 a)
ergab sich bis Tag 5 kein Unterschied im Aspekt der Wunden gegenüber den mit physiologischer Kochsalzlösung behandelten Wunden (s. Abschn. 2.6.6). In beiden
Gruppen entwickelte sich früh (Tag 3) ein Fibrinpfropf, der den Defekt ausfüllte (Abb.
21 b und 22 b). Ab Tag 6 fiel dann bei mit Keratinozyten transplantierten Wunden eine
makroskopisch sichtbare Epithelisierung auf, ein Phänomen, das erst nach 12 Tagen
unter Behandlung mit physiologischer Kochsalzlösung gesehen wurde (Abb. 21 c und
22 c).

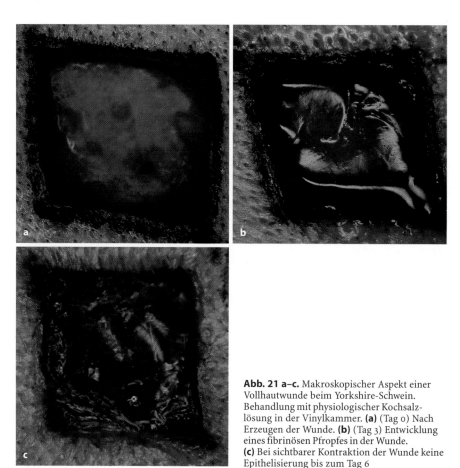

Abb. 21 a–c. Makroskopischer Aspekt einer
Vollhautwunde beim Yorkshire-Schwein.
Behandlung mit physiologischer Kochsalz-
lösung in der Vinylkammer. **(a)** (Tag 0) Nach
Erzeugen der Wunde. **(b)** (Tag 3) Entwicklung
eines fibrinösen Pfropfes in der Wunde.
(c) Bei sichtbarer Kontraktion der Wunde keine
Epithelisierung bis zum Tag 6

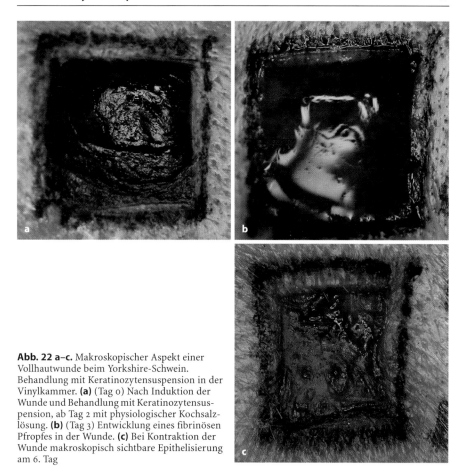

Abb. 22 a–c. Makroskopischer Aspekt einer Vollhautwunde beim Yorkshire-Schwein. Behandlung mit Keratinozytensuspension in der Vinylkammer. **(a)** (Tag 0) Nach Induktion der Wunde und Behandlung mit Keratinozytensuspension, ab Tag 2 mit physiologischer Kochsalzlösung. **(b)** (Tag 3) Entwicklung eines fibrinösen Pfropfes in der Wunde. **(c)** Bei Kontraktion der Wunde makroskopisch sichtbare Epithelisierung am 6. Tag

Wundkontraktion

Die Wundflächen in allen Gruppen kontrahierten bis zum Versuchsende um mehr als 50% des Ausgangswertes von 225 mm². Es ergaben sich keine signifikanten Unterschiede zwischen den unterschiedlichen Behandlungsgruppen (Abb. 23).

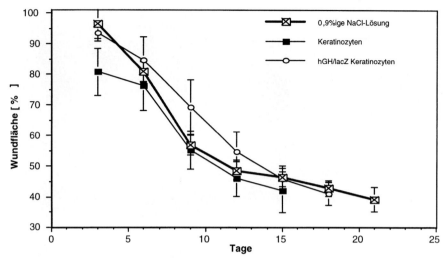

Abb. 23. Kontraktion von Vollhautwunden nach Transplantation von Suspensionen autologer Keratinozyten, retroviral transduzierter hGH- und lacZ-Keratinozyten oder Behandlung mit physiologischer
Kochsalzlösung

3.2.1.2
Mikroskopische Aspekte

In Wunden mit Keratinozytentransplantaten bildeten sich (ab Tag 4) Nester von epithelialen Zellen, die dem Wundgrund aufgelagert und im weiteren Verlauf (Tag 6) im
Zentrum der neu entstehenden Matrix zu finden waren. Diese Konglomerate zeigten
mikroskopisch Zeichen der Proliferation mit terminaler Differenzierung zum Zentrum hin. An Tag 8 waren Nester von Keratinozyten in den äußeren Bereichen der
Wunde zu erkennen, außerdem fand sich eine hyperplastische Neoepidermis. In den
mit physiologischer Kochsalzlösung behandelten Wunden war eine neue Epidermis
zu diesem Zeitpunkt noch nicht zu beobachten, ebenso entstanden in keiner Phase
Ansammlungen von Keratinozytennestern (Abb. 24–27).

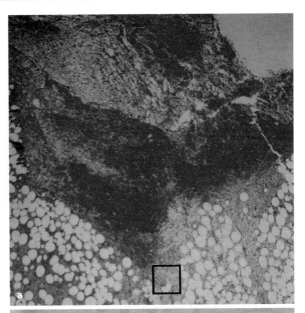

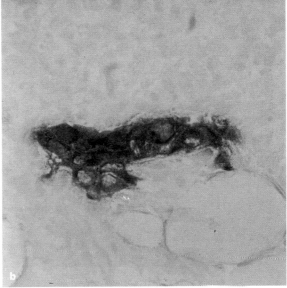

Abb. 24 a, b. Querschnitt durch
Vollhautwunde beim Yorkshire-
Schwein nach Transplantation
autologer lacZ-Keratinozyten-
suspension (Tag 4). **(a)** In der
Übersichtsvergrößerung
(40fach; Masson's-Trichrom) finden sich Konglomerate von
Keratinozyten (*Ausschnitt*), die
dem Wundgrund aufgelagert
sind (*Quadrat* Ausschnittsvergrößerung). **(b)** In der Ausschnittsvergrößerung (400fach;
Eosin und X-Gal) lassen sich
transplantierte Keratinozyten
aufgrund der genetischen Markierung mit dem lacZ-Gen im
Fettgewebe des Wundgrundes
als blaugefärbte Zellen erkennen

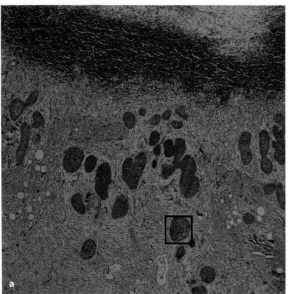

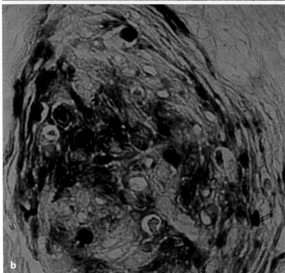

Abb. 25 a, b. Querschnitt durch Vollhautwunde beim Yorkshire-Schwein nach Transplantation autologer lacZ-Keratinozytensuspension (Tag 6). **(a)** In der Übersichtsvergrößerung (40fach; Masson's-Trichrom) finden sich Konglomerate von Keratinozyten (*Ausschnitt*) im neu entstehenden Bindegewebe (*Quadrat* Ausschnittsvergrößerung). **(b)** Die transplantierten Keratinozyten sind in der Ausschnittsvergrößerung nach genetischer Markierung mit dem lacZ-Gen als Bestandteil der Konglomerate aufgrund der blauen X-Gal-Färbung erkennbar (40fach; Eosin und X-Gal)

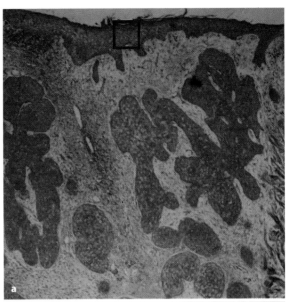

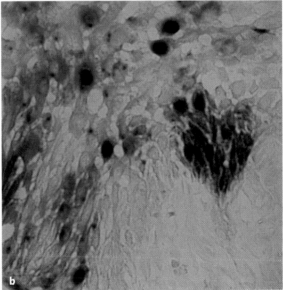

Abb. 26 a, b. Querschnitt durch Vollhautwunde beim Yorkshire-Schwein nach Transplantation autologer lacZ-Keratinozyten-suspension (Tag 8). **(a)** In der Übersichtsvergrößerung (40fach; Masson-Trichrom) finden sich ein komplett regeneriertes Epithel und weiterhin Konglomerate von Keratinozyten im Bindegewebe (*Quadrat* Ausschnittsvergrößerung). **(b)** Die transplantierten Keratinozyten sind in der Ausschnittsvergrößerung in der noch hyperplastischen Epidermis aufgrund der blauen X-Gal-Färbung leicht in allen basalen und suprabasalen Zellagen erkennbar (400fach; Eosin und X-Gal)

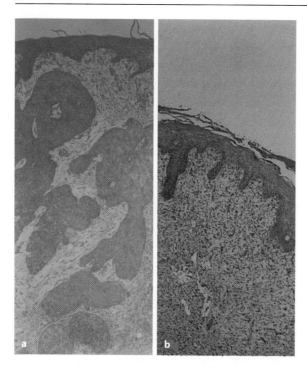

Abb. 27 a, b. Querschnitt durch Vollhautwunde (Tag 8). **(a)** Nach Transplantation von Keratinozytensuspension sind multiple Konglomerate von Keratinozyten im neuen subepidermalen Bindegewebe sichtbar. **(b)** In mit physiologischer Kochsalzlösung behandelten Wunden ohne Keratinozytentransplantation sind keine Konglomerate sichtbar (40fach; Hämatoxilin und Eosin)

Epithelisierung

Die Analyse der zwischen den Tagen 8 und 16 biopsierten Wunden zeigte, daß Wunden nach Keratinozytentransplantation signifikant früher heilten als nach Behandlung mit physiologischer Kochsalzlösung allein (p =0,006) (Abb. 28).

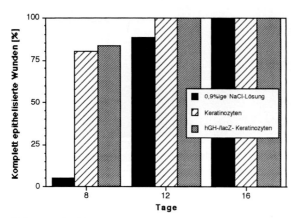

Abb. 28. Verlauf der Reepithelisierung von Vollhautwunden nach Behandlung mit Suspensionen autologer Keratinozyten (unmodifiziert oder transduziert) oder physiologischer Kochsalzlösung. Signifikant frühere Heilung nach Keratinozytentransplantation. (Prozentualer Anteil an vollständig epithelisierten Wunden)

3.2.2
Einfluß auf die Regeneration der epithelialen Barriere

Volumen der Wundflüssigkeit
Die Volumina der Wundflüssigkeit individueller Wunden waren in den beiden Gruppen signifikant verschieden. Ab Tag 5 lagen die Werte für die mit Keratinozytentransplantaten behandelten Wunden signifikant ($p < 0{,}05$) niedriger als die naß behandelten Wunden (Abb. 29).

Protein
Die Kurven für endogenes Protein in Wundflüssigkeit aus Wunden, die entweder mit Keratinozytentransplantaten oder physiologischer Kochsalzlösung behandelt worden waren, unterschieden sich ab Tag 5 signifikant. Die Werte für Keratinozytentrans-

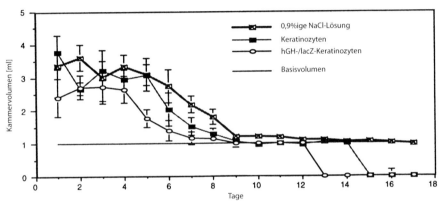

Abb. 29. Volumina der Wundflüssigkeit von Vollhautwunden nach Behandlung mit Keratinozytensuspension oder physiologischer Kochsalzlösung. Signifikant geringere Flüssigkeitsmengen in mit hGH/lacZ-Keratinozyten transplantierten Wunden ab Tag 5 (Mittelwert ± 95% Konfidenzintervall)

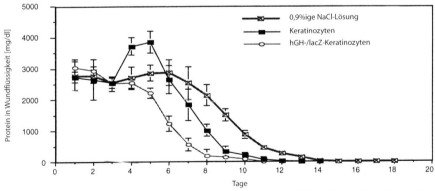

Abb. 30. Protein-Gehalt in Wundflüssigkeit von Vollhautwunden nach Behandlung mit Keratinozytensuspension oder physiologischer Kochsalzlösung. Signifikant geringere Proteinwerte in mit hGH/lacZ-Keratinozyten transplantierten Wunden (Mittelwert ± 95% Konfidenzintervall). Zu den ermittelten Heilungszeiten s. Abschn. 3.2.2 und 3.3.2.3

plantate erreichten früher die Basislinie (< 4 mg/dl) für unverwundete Haut (Abb. 30). Die Heilungszeiten, nach der Proteineffluxmethode berechnet, waren mit 12,66 ± 0,6 Tagen für die Behandlung mit Keratinozytensuspensionen signifikant kürzer als mit physiologischer Kochsalzlösung (14,7 ± 0,6 Tage, p < 0,005).

3.3
Keratinozytentransplantation und Gentransfer

3.3.1
In-vitro-Transfektion

β-Galaktosidase-Aktivität
Nach Abschluß der an 3 aufeinanderfolgenden Tagen durchgeführten, jeweils 6stündigen Inkubation mit den retroviralen Vektoren zeigten erfolgreich transduzierte Keratinozyten in Kultur eine tiefblaue Färbung des Zytoplasmas und der Kernregion (s. Abschn. 2.6.6). Dabei war eine Anordnung der lacZ-(β-Gal)-positiven Zellen in Zellkolonien erkennbar. 50% der Kolonien exprimierten lacZ, wobei lediglich die mitotisch aktiven Zellen das Gen inkorporierten (Abb. 31).

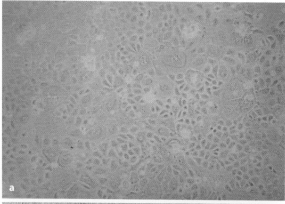
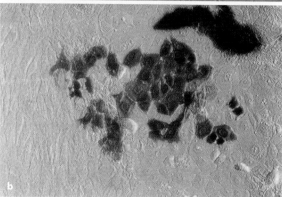

Abb. 31 a, b. Phasenkontrast-mikroskopischer Aspekt von kultivierten Keratinozyten des Yorkshire-Schweins. **(a)** In der nativen Kultur ist die Kolonieformation der Keratinozyten zu erkennen (Hoffmann-Polarisation, Originalvergrößerung 100fach, Tag 6). **(b)** Nach retroviralem Gentransfer des lacZ(β-Gal)-Gens wird in vitro nach Fixierung der Zellen und X-Gal-Färbung die lacZ-Expression durch transfizierte Keratinozyten an einer tiefblauen intrazellulären Färbung sichtbar (Hoffmann-Polarisation, Originalvergrößerung 200fach, X-Gal-Färbung)

Die Expression von lacZ war abhängig von den Kulturbedingungen. Es fand sich eine etwas niedrigere Transduktionseffizienz von ausschließlich in Waymouth-Medium (> 1,5 mmol Kalzium) (1,18 ± 0,14%) gegenüber den in KGM (< 0,5 mmol Kalzium) kultivierten Keratinozyten (1,79 ± 0,25%, p< 0,05) (Abb. 32).

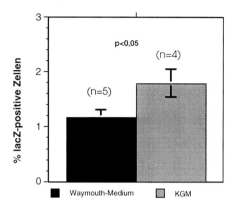

Abb. 32. Effizienz der retroviralen Transduktion von Schweinekeratinozyten in vitro nach Inkubation mit MFG-lacZ in Gegenwart von Waymouth-Medium und KGM (Prozentualer Anteil lacZ-exprimierender Zellen)

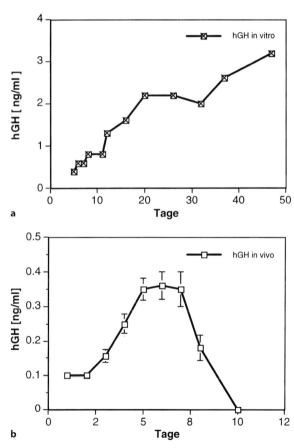

Abb. 33 a, b. Sekretion von hGH durch Schweinekeratinozyten nach retroviralem Gentransfer des hGH-Gens durch den Vektor α-SCG-hGH.
(a) Kontinuierliche Sekretion in vitro in das Kulturmedium (Mittelwerte von 2 Experimenten, jeweils 3 · 10^6 Zellen).
(b) Temporäre Sekretion in Wundflüssigkeit nach Transplantation der Keratinozyten in Vollhautwunden (Mittelwert ± SD, n=10)

hGH-Aktivität

In Kulturmedium fanden sich direkt nach Abschluß der Inkubation mit dem Vektor hGH-Werte in Höhe von 0,4 ng/ml, mit einer durchschnittlichen täglichen Sekretionsrate von 2,0 ng/ml. Der Nachweis von hGH im Kulturmedium war kontinuierlich in steigender Konzentration bis zum Ende des Beobachtungszeitraums nach 47 Tagen möglich (Abb. 33).

3.3.2
Morphologie und epitheliale Barrierefunktion nach Transplantation genetisch modifizierter Keratinozyten

3.3.2.1
Makroskopische Aspekte

Ebenso wie nach Transplantation von Keratinozytensuspensionen wurde makroskopisch bis Tag 4 kein Unterschied im Aspekt der Wunden festgestellt, die mit retroviral transfizierten Keratinozyten (lacZ und/oder hGH) oder physiologischer Kochsalzlö-

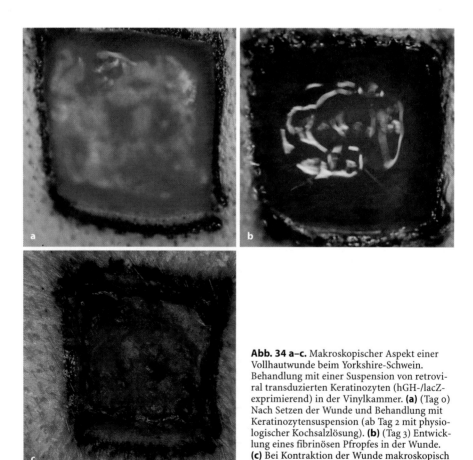

Abb. 34 a–c. Makroskopischer Aspekt einer Vollhautwunde beim Yorkshire-Schwein. Behandlung mit einer Suspension von retroviral transduzierten Keratinozyten (hGH-/lacZ-exprimierend) in der Vinylkammer. **(a)** (Tag 0) Nach Setzen der Wunde und Behandlung mit Keratinozytensuspension (ab Tag 2 mit physiologischer Kochsalzlösung). **(b)** (Tag 3) Entwicklung eines fibrinösen Pfropfes in der Wunde. **(c)** Bei Kontraktion der Wunde makroskopisch sichtbare Epithelisierung am 6. Tag

sung behandelt worden waren. An Tag 6 fand sich dann bei allen Wunden, die mit lacZ- oder hGH-transduzierten Keratinozyten behandelt worden waren (n =50), wiederum eine makroskopisch sichtbare Epithelisierung der gesamten Wundfläche; unter physiologischer Kochsalzlösung war dies erst nach 12tägiger Behandlung zu beobachten (Abb. 34).

Wundkontraktion
Messungen der Wundkontraktion nach Transplantation der genetisch modifizierten Keratinozyten ergaben ein ähnliches Profil wie bei normalen Keratinozyten. Es ergaben sich keine signifikanten Differenzen (s. Abb. 23).

3.3.2.2
Mikroskopische Aspekte

In Wunden mit retroviral transfizierten Keratinozytentransplantaten (lacZ/hGH) fanden sich identische Befunde wie bei Transplantation normaler Keratinozyten. Mit der X-Gal-Färbung wurden die genetisch modifizierten Keratinozyten während der

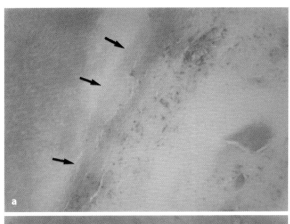

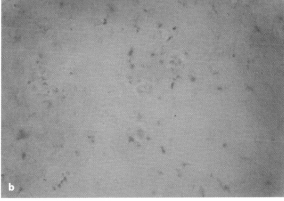

Abb. 35 a–c. Horizontale Schnitte durch regeneriertes Epithel nach Transplantation von lacZ- exprimierenden Keratinozyten in Vollhautwunden (Tag 12). **(a)** *Pfeile* Grenze zum Wundrand (100fach; Eosin und X-Gal). **(b)** Gleichmäßige Verteilung der lacZ-exprimierenden Keratinozyten in einer Dichte von 280/mm^2 (200fach; Eosin und X-Gal)

Wundheilung im Gewebe identifiziert; sie zeigten das in Abschn. 3.2.1.2 beschriebene histologische Muster. Diese Zellen wurden als Bestandteil basaler Zellagen und auch in den suprabasalen Schichten der Epidermis beobachtet (s. Abb. 24 b bis 26 b). In horizontalen Schnitten waren die transduzierten Keratinozyten in einer Dichte von 280 Zellen pro mm² gleichmäßig verteilt (Abb. 35).

Das Epithel von mit Keratinozytensuspension behandelten Wunden erschien in der Regel dicker und wies mehr hyperplastische Zellagen als das der mit physiologischer Kochsalzlösung allein behandelten Wunden auf. Die Messung der Epidermis, die aus genetisch modifizierten (hGH-/lacZ-)Keratinozyten rekonstituiert wurde, zeigte im Vergleich zu normalen Keratinozyten keinen signifikanten Unterschied (317,5 ± 59,5 μm vs. 297 ± 35,3 μm, p =0,788 4) (Abb. 36).

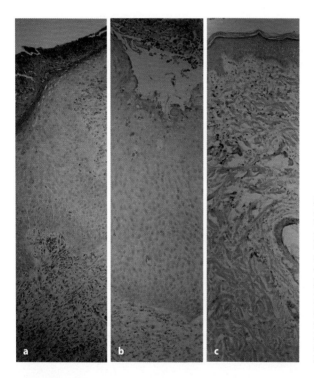

Abb. 36 a–c. Querschnitt durch Vollhautwunde beim Yorkshire-Schwein nach Transplantation autologer Keratinozytensuspension (Tag 8). Kein signifikanter Unterschied in der Höhe des zu diesem Zeitpunkt noch hyperplastischen Epithels in Wunden mit **(a)** unmodifizierten oder **(b)** hGH-produzierenden Keratinozyten. **(c)** Zum Vergleich Epidermis normaler Haut (400fach; Hämatoxilin und Eosin)

Epithelisierung
Histologisch war zu erkennen, daß das Epithel nach Transplantation autologer hGH- und lacZ-exprimierender Keratinozyten signifikant früher als in den Kontrollen (physiologische Kochsalzlösung) ausgebildet war (Abb. 28). In der logistischen Regressionsanalyse wurde nach Transplantation von nativen und von hGH-/lacZ-exprimierenden Keratinozyten eine signifikant frühere Epithelisierung als bei den Kontrollen ermittelt (p < 0,005). Es bestand jedoch kein signifikanter Unterschied zu normalen Keratinozyten (p = 0,09).

3.3.2.3
Epitheliale Barrierefunktion

Wundflüssigkeitsvolumen
Die Volumina der Wundflüssigkeit experimenteller Wunden lagen in den mit lacZ-/
hGH-positiven Keratinozyten transplantierten Wunden signifikant niedriger als in der
Kontrollgruppe (p< 0,05). Es ergab sich bis auf einen Meßwert (Tag 5) kein statistischer
Unterschied zu Wunden, die mit unmodifizierten Keratinozyten transplantiert worden
waren. Innerhalb der 3 Gruppen, die aus genetisch modifizierten Keratinozyten
bestanden, fand sich keine statistisch signifikante Differenz der Flüssigkeitsvolumina
(Abb. 29).

Endogenes Protein
Die Kurve für endogenes Protein in Wundflüssigkeit differierte ab Tag 5 signifikant zwischen hGH-Keratinozytentransplantaten, Kontrollen und unmodifizierten Keratinozyten (p < 0,05). Während sich die Werte für hGH/lacZ-Keratinozyten und normale Keratinozyten ab Tag 9 nicht mehr signifikant unterschieden, lagen die Werte bei den Kontrollen signifikant höher.
    Bei Keratinozytentransplantaten – unmodifiziert ebenso wie hGH-produzierend
-wurde die Barrierefunktion unverwundeter Haut signifikant früher erreicht (Abb. 30).
Die mit der Proteineffluxmethode berechneten Heilungszeiten betrugen danach für
retroviral modifizierte Keratinozyten 12,1 ± 1,0 Tage. Diese Werte unterschieden sich
signifikant gegenüber Kontrollen (14,7 ± 0,6 Tage) (p < 0,001), aber nicht gegenüber
normalen Keratinozyten (12,66 ± 0,16 Tage) (p = 0,3281).

3.3.3
Genexpression in vivo

Verteilung der lacZ-exprimierenden Zellen
Die Expression von lacZ-Aktivität wurde an Tag 4 in Keratinozyten sichtbar, die in der
Tiefe der Wunde dem M. panniculus carnosus aufsaßen (Abb. 24 b). In den darauf folgenden Tagen exprimierten die Keratinozyten die β-Galaktosidase in Nestern im neuen
subepidermalen Granulationsgewebe, wobei sich hier bereits Stadien der terminalen
Differenzierung fanden (Abb. 25 b und 37). Die lacZ-positiven Keratinozyten konnten zu
diesem Zeitpunkt in der neuen Epidermis in allen Schichten von den basalen Zellagen
bis zu suprabasalen entdifferenzierten Schichten beobachtet werden (Abb. 26).
    Horizontal zeigte sich eine gleichmäßige Verteilung der lacZ-positiven Zellen in
einer Dichte von 280 Zellen pro mm^2 (Abb. 35). Jenseits von Tag 12 traten lacZ-positive
Zellen nur noch im Stratum corneum auf. Eine Expression in tieferen Zellagen, insbe
sondere in der Basalzellschicht, war nicht mehr nachweisbar (Abb. 38). Zu diesem Zeitpunkt waren auch keine Keratinozytennester mehr in dem neuen Granulationsgewebe
sichtbar.

hGH-Expression
hGH wurde in vivo in Wundflüssigkeit erstmals 24 h nach Transplantation von hGH-
exprimierenden Keratinozyten in einer mittleren Konzentration von 0,1 ng/ml gemessen. hGH zeigte danach einen Anstieg auf einen Gipfel von 0,4 ng/ml nach 132 h und

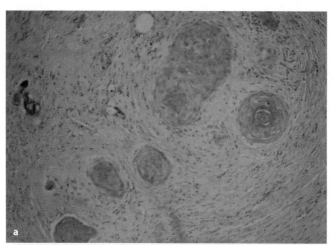

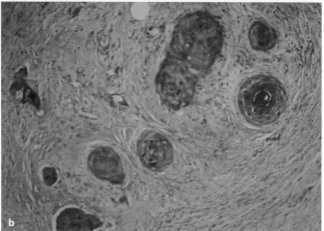

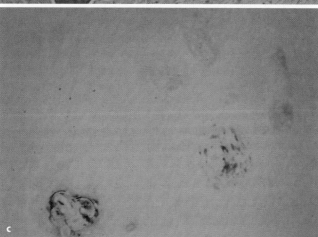

Abb. 37 a–c. Serienschnitt durch Vollhautwunde nach Transplantation von lacZ-exprimierenden Keratinozyten (Tag 8, alle 40fach).
(a) Sichtbare Konglomerate von Keratinozyten (Hämatoxilin und Eosin), die
(b) von kollagenen Fasern umgeben sind und nach zentral hin morphologische Anzeichen für eine terminale Differenzierung zeigen (Masson's-Trichrom).
(c) lacZ-Expression in basalen und terminal differenzierenden Zellen (Eosin und X-Gal)

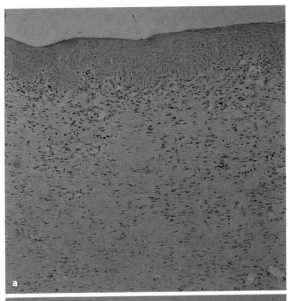

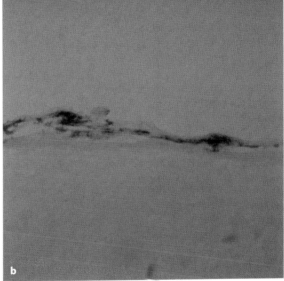

Abb. 38 a, b. Querschnitt durch Vollhautwunde beim Yorkshire-Schwein nach Transplantation lacZ- und hGH-exprimierender Keratinozyten (Tag 27). **(a)** Hyperplastisches Epithel mit multiplen Epithelleisten (100fach; Hämatoxilin und Eosin). **(b)** β-Galaktosidaseaktivität im neuen Epithel in Keratinozyten des Stratum corneum (200fach; Eosin und X-Gal)

nach Tag 7 einen steilen Abfall auf Nullwerte ab Tag 10. Später war kein hGH mehr in Wundflüssigkeit zu finden (Abb. 33 b). In Serum und in mit physiologischer Kochsalzlösung behandelten Wunden war kein hGH nachweisbar.

4 Diskussion

4.1
Anatomie und Physiologie der Haut

4.1.1
Aufbau und Funktion

Die menschliche Haut stellt eine ausgedehnte physikalische Barriere an der Grenze zwischen Organismus und Umgebung dar. Sie schützt gegen Feuchtigkeitsverlust in trockener Umgebung und zahlreiche mechanische, chemische sowie mikrobielle Einflüsse. Ein reiches Gefäß- und Schweißdrüsensystem sorgt in einzigartiger Weise für die Thermoregulation des Organismus. Die Haut des Erwachsenen umfaßt mehr als 2 m² und besitzt, obwohl nicht dicker als 2 mm, die größte Masse aller Organe (Odland 1991).

Zwei größere Gewebeschichten sind in der menschlichen Haut vernetzt: Epidermis und Dermis. Das stratifizierende Epithel, die Epidermis, als äußerste Schicht, variiert in den meisten Körperregionen mit 75–150 µm relativ wenig in der Dicke; an den Handflächen und Fußsohlen beträgt die Dicke zwischen 0,4 und 0,6 mm (Rushmer et al. 1966; Odland 1991). Unterhalb der Epidermis befindet sich das dichte fibroelastische Bindegewebe der Dermis, die Hauptmasse der Haut. Die Dermis enthält ein ausgedehntes vaskuläres und nervales Netzwerk, spezialisierte exkretorische und sekretorische Drüsen sowie keratinisierte Anhangsgebilde wie Haare und Nägel. Unterhalb der Dermis findet sich das subkutane Fettgewebe oder die Hypodermis, die im wesentlichen aus variabel angeordnetem Bindegewebe und Fettgewebe besteht. Fibröse Stränge als Fortsetzung der fibrösen Anteile der Dermis durchdringen und kompartimentieren das Fettgewebe und bilden feste Verbindungen der Haut mit fibrösen Skelettkomponenten wie Faszien und Periost.

4.1.2
Epidermis

Das vielschichtige verhornende Plattenepithel der Haut, die Epidermis, ist die äußerste Schutzschicht gegen Umwelteinflüsse und Substanzverluste des Organismus. Diese Barrierefunktion wird durch die speziellen regenerativen und reparativen Eigenschaften der Epidermis erhalten. Eine Basalschicht mit epidermalen Stammzellen sorgt unter physiologischen Bedingungen für den kontinuierlichen Ersatz der Keratinozyten, die nach vertikaler Wanderung und Entdifferenzierung als Hornlamellen abgestoßen werden. Der Keratinozyt als Hauptzelltyp der Epidermis trägt seinen Namen aufgrund der filamentösen Proteine, der Keratine, die das typische Zytoskelett der Keratinozyten formen. Die Epidermis enthält neben ortsständigen Zellen auch Subpopulationen von eingewanderten dendritischen Zelltypen: Melanozyten, die der embryonalen Neuralleiste entstammen, bilden das Pigment Melanin;

Langerhans-Zellen sind vermutlich spezialisierte Monozyten aus dem Knochenmark (Silberberg et al. 1976).

Ein dritter Zelltyp, die Merkel-Zelle, ist entweder ein Abkömmling des Keratinozyten oder ein neu eingewanderter Zelltyp. Er ist in geringerer Dichte verteilt als Langerhans-Zellen und Melanozyten, über Desmosomen mit Basalzellen verbunden und in enger Nachbarschaft zu Nervenendigungen der darunterliegenden Dermis gelegen (Odland 1991).

Die Epidermis gliedert sich in 4 Schichten:

- 1. Die basale Zellschicht des Stratum basale (germinativum) ist als tiefste Zellage über Hemidesmosomen mit dem Korium fest verbunden.
- 2. Das Stratum spinosum, das aus mehreren Lagen kuboidaler Zellen besteht, ist oberhalb des Stratum germinativum lokalisiert.
- 3. Das Stratum granulosum enthält abgeflachte Zellen mit charakteristischen zytoplasmatischen Einschlüssen aus Keratohyalingranula.
- 4. Das darüberliegende Stratum corneum ist die äußerste Schicht, die aus kernlosen, dünnen Hornlamellen als Endzustand des terminalen Differenzierungsprozesses der Keratinozyten besteht (Abb. 39).

Das Regenerationspotential der Epidermis ist vom Vorhandensein der basalen Stammzellen abhängig. Der konstante Umsatz und Selbstersatz, d.h. die kontinuierliche Erneuerung der Epidermis, erfolgt über eine vertikale Verschiebung von Basalzellen nach außen. Eine basale Zelle benötigt für diesen Prozeß 26–42 Tage. Diese Zeitspanne wird als Transitzeit bezeichnet (Halprin 1972).

Die äußersten kornifizierten Zellen werden in die Umgebung abgestoßen, während von der Basalzellschicht Ersatz geliefert wird. Der Transit von der tiefsten Lage des Stratum corneum bis zur Desquamation dauert durchschnittlich 14 Tage. Nach Summation aller Transitzeiten wird für die normale menschliche Epidermis eine Erneuerungszeit von rund 2 Monaten (59–75 Tage) angegeben (Halprin 1972; Bergstresser u. Taylor 1977).

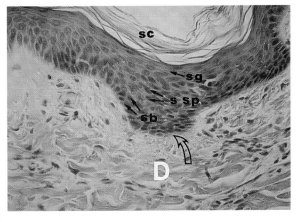

Abb. 39. Aufbau des verhornenden mehrschichtigen Plattenepithels der Haut (Yorkshire-Schwein). Das Stratum basale (*sb*) bildet die unterste Schicht und sitzt der Basalmembran (*offener Pfeil*) auf, die die Grenze zur Dermis (*D*) markiert. Darüber breitet sich das vielschichtige Stratum spinosum (*s sp*) aus. Polygonale Zellen mit rundlichem Kern enthalten hier bereits Produkte aus den Vorstufen des Verhornungsprozesses. Die eigentliche Keratinisierung beginnt im Stratum granulosum (*sg*) (starke Abflachung der Zellkörper). Unter Absterben des Nukleus und massiver Zunahme der Keratohyalingranula tritt die oberste Lage in das Stratum corneum (*sc*) ein (400fach; Hämatoxilin und Eosin)

Außer im Stratum basale finden sich epitheliale Stammzellen mit der Potenz zur vollständigen Regeneration der Epidermis auch in der epithelialen Auskleidung der sog. Hautanhangsgebilde wie Haarfollikel, Schweiß- und Talgdrüsen (Cotsarelis et al. 1989, 1990; Limat et al. 1991). Diese Strukturen sind insbesondere für die rasche Re-epithelisierung, z. B. von Spalthautentnahmedefekten, verantwortlich, da sie inmitten des gesamten Epitheldefektes multiple Quellen für eine epitheliale Proliferation darstellen (Peacock 1977).

4.1.3
Charakteristika der Keratinozytendifferenzierung

Keratinozyten des Stratum germinativum besitzen eine kuboidale bzw. säulenartige Form. Basal sind sie mit einer hoch undulierenden Zelloberfläche ausgestattet; ihre Kontur ist der Dermis angepaßt. Keratinozyten sind über Desmosomen – differenzierte zelluläre Anhangsgebilde – (Chambers u. Rényi 1925) untereinander verbunden, die während der Differenzierung der Keratinozyten weitere strukturelle Veränderungen erfahren.

Basale Keratinozyten haften mit Hemidesmosomen über die Lamina lucida an der Lamina densa der Basalmembran (Abb. 40). Die Basalmembranzone ist lichtmikroskopisch nach PAS-Färbung und immunfluoroskopisch als relativ einfach erscheinende Linie erkennbar. Ultrastrukturell lassen sich dagegen mittels Elektronenmikroskopie – von der Epidermisseite aus gesehen – multiple Strukturen wie die Zellmembran der Basalzelle, die Lamina lucida, die Lamina densa und eine unterhalb der Lamina densa gelegene Faserzone (bzw. retikuläre Zone) voneinander unterscheiden (Briggaman et al. 1991).

Die elementare Bedeutung einer intakten Basalmembranzone für die Stabilität der epidermal-dermalen Junktion wird bei pathologischen Instabilitäten wie der Epidermolysis bullosa, aber auch nach Transplantation kultivierter epithelialer „sheets" deutlich (Compton et al. 1989).

Die Keratinozytendifferenzierung ist außer durch die Formveränderung der Zelle (zunehmende Abflachung und hexagonale Facettierung) insbesondere durch die Akkumulation von Keratinen sowie von Filaggrin gekennzeichnet, einer leimartigen Substanz, die die eigentlichen Keratinfilamente umgibt (Galvin et al. 1989).

Keratine gehören zur Familie der intermediären Filamente (Vimentin, Desmin, Lamin etc.), wie sie in allen Zellen als Bestandteil des Zytoskelettes gefunden werden. Aus menschlichen Keratinozyten wurden inzwischen 20 Keratine (40–70 kDa) isoliert, die alle von spezifischen Genen kodiert werden. Es gibt dabei signifikante Unterschiede in den Keratintypen der basalen Zellschichten (K5 und K14) und der suprabasalen Schichten (K1 und K10) (Stenn u. Malhotra 1992). Die Bedeutung dieser Unterschiede ist nicht völlig klar, jedoch scheinen die K1- und K10-Filamente suprabasaler Keratinozyten dickere Tonofibrillenbündel zu formen als die K5- und K14-Tonofilamente der basalen Zellen (Fuchs 1992).

In den Zellen des Stratum spinosum finden sich typische submikroskopische, lamelläre Lipide enthaltende Granula (100–300 nm Durchmesser), die zuerst zentral auftauchen und dann zunehmend zur Zellperipherie wandern (Odland 1991). Schließlich werden sie in das interzelluläre Kompartment ausgestoßen, wo sie als Lipidschicht eine Hauptkomponente der Permeabilitätsbarriere des Stratum corneum bilden (Elias u. Friend 1975; Mak et al. 1991).

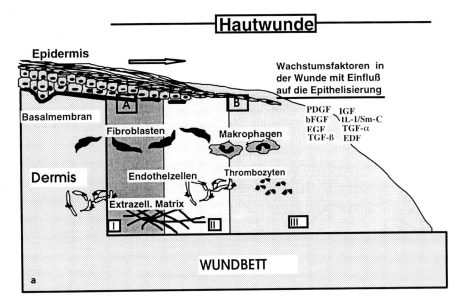

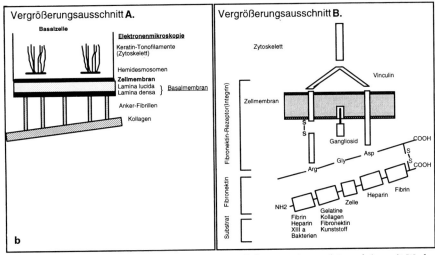

Abb. 40 a, b. Zusammenfassende Darstellung der Epithelregeneration und Interaktion mit Wachstumsfaktoren sowie extrazellulärer Matrix (nach Vogt und Eriksson 1992). Das Schema **(a)** (Pfeil Richtung der Epithelisierung) zeigt vereinfacht die Quellen der verschiedenen Wachstumsfaktoren mit Einfluß auf die Epithelisierung. Die Migration der Keratinozyten erfolgt im Bereich des Koagulums (III) in Interaktion mit Fibronektin, das initial dem Blutplama entstammt, später aber auch von Keratinozyten produziert wird. **(b)** Der Vergrößerungsausschnitt (B) stellt die Rezeptorbindung des Keratinozyten mit Fibronektin und weiteren Substraten dar (nach Jonkman 1989). In den von der Migrationsfront weiter zurückliegenden Bereichen (II in Abb. **a**) finden sich zunehmend Fibronektinfragmente und bereits Kollagenfasern. In noch weiter rückwärtigen Bereichen (I) wird die Romodellierung der Matrix und Ausbildung der neuen Basalmembran vorgenommen. Vergrößerungsausschnitt A (**b**) zeigt die hier bereits stabile Verankerung der basalen Keratinozyten (einschließlich des Zytoskeletts) mit den dermalen Kollagenfasern (Kollagen-Typ-III) über Hemidesmosomen und Ankerungsfibrillen (Kollagen-Typ-VII).

Ein weiterer Schritt in der terminalen Differenzierung ist die Degradation der Zellorganelle unter Einschluß des Nukleus und Anfüllung des Zytoplasmas mit Keratohyalin und Filamenten. Der Komplex aus Filamenten in der amorphen Masse aus Keratohyalin verleiht den keratinisierten Zellagen eine hohe Elastizität sowie mechanische Widerstandsfähigkeit (Odland 1991). Differenzierung und Stratifizierung verlaufen parallel zu intrazellulären Veränderungen bzw. Änderungen in der Zellmatrix und Zell-Zell-Adhäsion. Syndecan-1, aus der Gruppe der integralen Membranproteoglykane, wurde als Matrixrezeptor und Bindeprotein für Wachstumsfaktoren (bFGF) und als Korezeptor beschrieben (Bernfield et al. 1992). Struktur und Menge von Syndecan-1 wird in Abhängigkeit von den Erfordernissen der Adhäsion während der Stratifizierung der Keratinozyten reguliert (Sanderson et al. 1992).

4.2
Mechanismen der epidermalen Wundheilung

Entzündung, Gewebeneubildung und Remodellierung der Matrix sind die Hauptphasen der Wundheilung. Diese Mechanismen greifen überlappend ineinander. Hier wird der Prozeß der Epithelisierung als wichtiges Element der kutanen Wundheilung dargestellt.

4.2.1
Mitose und Migration

Die Reepithelisierung beginnt wenige Stunden nach einer Verletzung von den freien Wundrändern aus (Stenn u. Malhotra 1992). Nach Verwundung des Epithels erfahren Keratinozyten eine Dedifferenzierung, womit der normale Differenzierungsweg, nämlich vertikal zu wandern und terminal zu differenzieren, vorübergehend unterbrochen wird (Gillman u. Penn 1956). Die Epithelisierung eines entsprechenden Areals erfolgt durch eine horizontale migratorische Aktivität (24–48 h nach der Verletzung) (Christophers 1972) in Verbindung mit mitotischer Zellvermehrung (nach etwa 24–36 h) bis zur Inhibierung durch Zellkontakt mit anderen Keratinozyten (Odland u. Ross 1968; Stenn 1981). Die Art und Weise, in der Keratinozyten migrieren, ist nicht eindeutig geklärt; es wird neben der „leapfrog"-Theorie von G. D. Winter (1962, 1964) auch ein schichtweiser Gleitmechanismus diskutiert, wie er bei der Heilung von Korneawunden beobachtet wurde (Buck 1979; Fujikawa et al. 1984).

Epitheliale Zellen erfahren markante phänotypische Veränderungen während der Migration. Diese umfassen Retraktion von intrazellulären Tonofilamenten, Lösung der interzellulären Desmosomen und Formation von peripheren Aktinfilamenten im Zytoplasma (Gabbiani u. Ryan 1974; Gabbiani et al. 1978; Mansbridge u. Knapp 1987). Obwohl der Phänotyp der wandernden Keratinozyten sich deutlich von terminal differenzierenden Keratinozyten unterscheidet, ist er nicht basalzelltypisch, denn die Zellen enthalten sowohl Involukrin (Bestandteil der Keratinozytenzellmembran) als auch Transglutaminase, welches Membranbestandteile durch „Crosslinking" stabilisiert (Stenn u. Malhotra 1992). Der spezielle Phänotyp wird als regenerative Reifung bezeichnet und ähnelt eher dem von psoriatrischen Epithel und kultivierten Epidermiszellen (Mansbridge u. Knapp 1987; Stenn u. Malhotra 1992).

Innerhalb von 12–16 h nach Verletzung zeigen die Zellen eine qualitativ und quantitativ vermehrte Proteinsynthese. Während in der Ruhephase basale Keratinozyten die Keratine 5 und –14 exprimieren, induziert eine Hyperproliferation in denselben Zellen die Expression der neuen Keratintypen 6, –16 und –17 (Steinert u. Freedberg 1991). In der frühen Phase der Keratinozytenaktivierung während der Wundheilung ist die Synthese von Keratin 1, –2 und –10 vermindert, während Keratin 6 und –16 wie bei hyperproliferativen Prozessen deutlich vermehrt sind. Innerhalb von 48 h nach Wundverschluß normalisiert sich die Keratinexpression (Stenn u. Malhotra 1992).

Die Intaktheit der Basalmembran ist für die Geschwindigkeit der epidermalen Migration von besonderer Bedeutung (Stenn u. Malhotra 1992). Ist diese zerstört, dauert der Epidermisschluß länger. Die Mechanismen der Zellaktivierung und Zellmigration gehören zu den intensiv bearbeiteten Gebieten der Wundheilungsforschung. Drei Grundvoraussetzungen für die Migration von Zellen sind wichtig:

- Startsignal für die Motilität,
- Bindung der Zelle an extrazelluläres Substrat und
- zytoskelettale Strukturen für die Zellmotilität.

Startsignal für die Motilität
Während die spezifischen Signale für eine Stimulierung der Reepithelisierung bislang nicht bekannt sind, gibt es Hinweise auf mögliche physikalische und chemische Stimuli. Generell wird angenommen, daß ein Epithel lediglich eines freien Randes (engl. „free edge effect") bedarf, um zur Migration aktiviert zu werden. Weiter wird vermutet, daß eine entsprechende Kontaktinhibition die Motilität der Zelle hemmt (Stenn u. Malhotra 1992).

Eine Hypothese für ein biochemisches Startsignal zur Migration geht davon aus, daß IL-1 (Tabelle 5) bei der Verletzung des Epithels aus Langerhans-Zellen freigesetzt wird und direkt auf Wundfibroblasten einwirkt. Diese werden damit zur Sekretion von Somatomedin C stimuliert. IGF-1 wiederum ist ein potentes Mitogen für Keratinozyten. Die Termination der epithelialen Proliferation soll dann durch Stopsignale wie IFN-γ, Prostaglandin E2 oder TGF-β erfolgen (Morhenn 1988).

Eine andere Hypothese postuliert einen 2stufigen Aktivierungsmechanismus:

- Stufe 1: Durch das traumatische Herauslösen der Keratinozyten aus der Basalmembran –zusammen mit der anschließenden Einwirkung von bisher nicht im einzelnen identifizierten Wachstumsfaktoren – wird eine Aktivierung der Keratinozyten induziert.
- Stufe 2: Der aktivierte Keratinozyt exprimiert Zellmembranrezeptoren aus der Klasse der Integrine, die die Erkennung und Anhaftung an Matrixfibronektin bewirken (Grinnell et al. 1981). Die Motilität der Keratinozyten scheint nur initial von externen Stimuli wie dem Effekt des freien Randes abhängig zu sein.

Während primäre Epidermiszellen normalerweise keine substrataktiven Moleküle wie Fibronektin synthetisieren und Rezeptoren exprimieren (Grinnell 1990), erlangen sie jedoch unter Kulturbedingungen die Fähigkeit, Fibronektin und Fibronektinrezeptoren zu synthetisieren (O'Keefe et al. 1984; Stenn u. Milstone 1984; Clark 1990; Grinnell 1990). Sobald die Epidermis in vivo repariert ist bzw. unter Kulturbedingungen konfluent wird, exprimieren die Zellen den Fibronektinrezeptor nicht mehr (Takashima et al. 1986).

Tabelle 5. Wachstumsfaktoren mit Effekten auf die Wundheilung[a]

Faktor	Quelle	Zielzelle
PDGF Platelet-Derived Growth Factor	Thrombozyten Endothelzellen Makrophagen Glatte Muskelzellen	Fibroblasten Glatte Muskelzellen Gliazellen Epithelzellen (mit EGF)
aFGF (FGF-1), ECGF Acidic Fibroblast Growth Factor, Endothelial Cell Growth Factor	Hirn (ECGF)[b] Retina Knorpel (CDGF)[c] Makrophagen	Endothelzellen Fibroblasten Chondrozyten Gliazellen
bFGF (FGF-2) /HBGF Basic Fibroblast Growth Factor, Heparin-Binding Growth Factor	Hypophyse Hirn	Epithelzellen
EGF Epidermal Growth Factor	Glandula submandibularis Nierentubuli	Mesenchymale Zellen Epithelzellen
KGF Keratinocyte Growth Factor	Fibroblasten	Epithelzellen
TGF-α (TGF-1) Transforming Growth Factor α	Thrombozyten Keratinozyten Tumorzellen	Epithelzellen Mesenchymale Zellen Endothelzellen Makrophagen
TGF-β1–3, (TGF-2) Transforming Growth Factor β	Thrombozyten Makrophagen Lymphozyten Knochen Diverse Gewebe	Epithelzellen Mesenchymale Zellen
EDF Epidermal Cell-Derived Growth Factor	Epithelzellen Fibroblasten	Epithelzellen
MDGF Monocyte-Macrophage-Derived Growth Factor	Makrophagen	Fibroblasten Glatte Muskelzellen
IGF-1, IGF-2/Sm-C Insulin-like Growth Factor/ Somatomedin C	Plasma Leber Fibroblasten	Fibroblasten Endothelzellen Fötales Gewebe
IL-1, -2, -6 Interleukin 1, -2, -6; Epidermal Thymocyte-Activating Factor (ETAF)	Makrophagen (IL-1) T-Lymphozyten (IL-2) Keratinozyten	Fibroblasten Synovialzellen Epithelzellen
VEGF, VPF Vascular Endothelial Growth Factor, Vascular Permeability Factor	Epitheliale Zellen Hypophyse Myozyten	Endothelzellen
GM-CSF Granulocyte-Macrophage- Colony-Stimulating Factor	T-Zellen Endothelzellen Fibroblasten Keratinozyten	Endothelzellen Hämopoetische Zellen Fibroblasten

[a] Nemeth et al. 1988; McGrath 1990, [b] Endothelial Cell-Derived Growth Factor, [c] Cartilage-Derived Growth Factor.

Die regenerierte Epidermis differenziert und keratinisiert einige Zelldurchmesser von der migrierenden Front entfernt bereits, bevor die Epithelisierung der Wunde vollständig abgeschlossen ist. Die neue Epidermis reift zu einer funktionell vollkommen intakten Barriere jedoch erst im weiteren Zeitverlauf aus. Bei der Epithelisierung größerer Defekte kommt der Mitose eine entscheidende Rolle zu, indem die ortsständigen Basalzellen des Wundrandes und der dermalen Anhangsgebilde (Haarfollikel, Schweiß- und Talgdrüsen) die auswandernden Keratinozyten ersetzen. Die sich horizontal bewegenden und replizierenden Zellen werden dann durch Kontaktinhibition gehemmt und kehren zu ihrem ursprünglichen Funktionszustand mit säulenartiger vertikaler Differenzierung zurück. Dabei haften sie mittels Hemidesmosomen fest an der wiederhergestellten Basalmembran (Stenn u. Malhotra 1992).

Bindung der Zelle an extrazelluläres Substrat
Während der Reepithelisierung, die bei kleineren Defekten wie Inzisionswunden weitgehend selbständig durch Zellmigration erfolgt, ist die Interaktion zwischen Keratinozyten und den Bestandteilen der extrazellulären Matrix entscheidend. Bei kleineren Defekten, bei denen die Basalmembran intakt bleibt, wird diese von Fibronektin infiltriert (Fujikawa et al. 1984), auf der sich dann die Epithelzellen fortbewegen (Stenn u. Malhotra 1992). Im Falle einer Zerstörung der Basalmembran migrieren die Keratinozyten auf einer provisorischen Matrix aus Fibrin, Fibronektin und Typ-V-Kollagen (Clark et al. 1982; Clark 1990).

Bei einer kutanen Wunde füllt Granulationsgewebe den Defekt auf und wird von einer Neoepidermis überlagert (s. Abb. 40). Dabei bewegen sich die Keratinozyten im Falle der Heilung im trockenen Milieu in der Grenzschicht zwischen Wundschorf und Granulationsgewebe fort (Winter 1962, 1964; Winter u. Scales 1963). Neben Wachstumsfaktoren und dem Einfluß verschiedener chemotaktisch wirkender Substanzen wie Interleukin-1 spielt Fibronektin eine Schlüsselrolle in der gerichteten Zellmigration der epidermalen Zellen. Fibronektin ist neben Kollagen und Fibrin ein wesentlicher Bestandteil des Blut-Clots und tritt initial durch Kapillarlecks aus dem Blutplasma in den Extravasalraum aus. Im weiteren Verlauf wird es auch von migratorisch aktiven Keratinozyten produziert (Clark et al. 1982, 1983; Clark 1990).

Basale epidermale Zellen benutzen die fibronektinreiche Matrix als Substrat für Anhaftung und Migration, wobei sie über einen Transmembranrezeptor aus der Gruppe der Integrine spezifisch an eine definierte Aminosäuresequenz des Fibronektins, nämlich die Arginin-Glycin-Aspartinsäure-Serin(RGDS)-Sequenz binden (s. Abb. 40) (Clark et al. 1982, 1983; Hynes 1986; Clark 1990). Diese Rezeptoren bestehen aus α- und β-Untergruppen, deren Verteilung vom Zelltyp abhängig ist. Somit bildet die Fibrin-Fibronektin-Matrix während der Wundheilung ein provisorisches Gerüst für die Verankerung und lokomotorische Migration der epithelialen Zellen an der Oberfläche. Daneben ist Fibronektin auch ein chemotaktischer Faktor und ein Opsonin (Hynes 1987).

In den Bereichen der regenerierten Epidermis, die nur einige Zelldurchmesser von der eigentlichen Migrationsfront entfernt sind, wird die provisorische Matrix abgebaut und durch eine dauerhafte Basalmembran, bestehend aus Laminin und Kollagen-Typ-IV, ersetzt. Damit werden die basalen Epithelzellen stabil in der Dermis verankert (s. Abb. 40).

Die Migration der Keratinozyten ist ein Phänomen, bei dem sich die Zellen ihren Weg gleichsam durch die Matrix „schneiden". Durch Kontakt mit Matrixmolekülen und Wachstumsfaktoren werden sie zur Produktion von Kollagenase und Plasminogenaktivatoren angeregt, womit sie die im Wege liegenden Kollagenmoleküle degradieren bzw. Plasmin aktivieren und somit den Wundschorf unterwandern können (Grillo u. Gross 1967; Grondahl-Hansen et al. 1988).

Verschiedene Faktoren haben einen Einfluß auf die Motilität von Keratinozyten in Gegenwart von Matrixelementen (Karasek 1983). TGF-α und EGF stimulieren die Migration in vitro (Barrandon u. Green 1987). Obgleich in neueren Studien einzelne Wachstumsfaktoren wie EGF, bFGF und TGF-β keinen positiven Effekt auf die Zellmotilität zeigten, ließ sich jedoch mit Rinderhirnanhangsdrüsenextrakt, der eine Mischung verschiedener Wachstumsfaktoren enthält, eine Steigerung der Motilität erzielen (Sarret et al. 1992) (Tabelle 6). Vitronektin (Brown et al. 1991) und Kollagen-Typ-I zeigten einen direkten stimulatorischen Effekt. Kollagen-Typ-I regt dabei die Keratinozytenmigration auf molekularer Ebene an durch den RGDS-unabhängigen VLA-2-Kollagen-Rezeptor ($\alpha_2\beta_2$) aus der Integrinfamilie (Scharffetter-Kochanek et al. 1992).

Tabelle 6. Wachstumsfaktoren mit Einfluß auf die Keratinozytenproliferation. (King et al. 1991)

Stimulatoren	Inhibitoren
aFGF (FGF-1)	Interferon α
βFGF (FGF-2)	Interferon β1
TGF-α	Interferon β2
IGF-1, -2	TGF-β1
Insulin	TGF-β2
Interleukin-1	Tumornekrosefaktor (TNF)

Die Formierung einer neuen Basalmembran mit stabiler Verankerung der Basalzellen beginnt kurze Zeit nach Bildung des Granulationsgewebes und der Reepithelisierung. Viele der Basalmembranbestandteile werden von den basalen Keratinozyten selbst produziert. Dazu zählen Fibronektin, Laminin, Typ-IV- und Typ-VII-Kollagen (Stanley et al. 1982; O'Keefe et al. 1984; Woodley et al. 1985; Petersen et al. 1988). Innerhalb 1 Woche, nachdem Granulationsgewebe nachweisbar ist, degradiert auch die Fibronektinmatrix. Bedeckt die neue Epidermis die Wunde, kehren die Keratinozyten zum normalen Phänotyp und zur normalen Funktion zurück (Gillman u. Penn 1956).

Zytoskelettale Strukturen für die Zellmotilität
Um Zytoplasma fortzubewegen, müssen fundamentale Änderungen in der Zelle erfolgen. Frühen Beobachtungen von O. F. Müller (1786) zufolge kommt es während der Ausformung der Pseudopodien zu Veränderungen in der Zellkonsistenz. Am besten ist der Mechanismus der Zellokomotion an Fibroblasten untersucht worden. Die Migration von eukaryonten Zellen hängt nach heutigen Erkenntnissen von der Aggregation und Disaggregation von Aktinpolymeren ab. Dieser Prozeß wird von aktinbindenden Proteinen reguliert (Stossel 1989). Das Aktingerüst stabilisiert die Zellperipherie nebst anhängender Zellmembran (Cunningham et al. 1992). Ausstülpungen der Zelloberfläche in motilen Zellen entstehen durch Destruktion (Solation) und Rekonstruktion (Gelation) von Aktinfilamenten in diesem Netzwerk in der Zellperipherie (Stossel 1989; Cunningham 1992; Cunningham et al. 1991, 1992). Für die epidermalen Zellen ist das Phänomen der Migration auf der molekularen Ebene weniger gut untersucht. Ebenso wie in Fibroblasten ist jedoch Aktin auch hier in allen Differenzierungsstadien nachgewiesen worden. Bereiter-Hahn et al. (1981) postulierten, daß gerichtete Kontraktionen eines intrazellulä-

ren Aktin-Myosin-Systems Zellprotrusionen in die entsprechende Bewegungsrichtung induzieren. Lösliches Aktin und Myosin sollen dabei diese Ausstülpungen des Zellkörpers in Form eines Lamellipodiums ausfüllen, welches mit Substrat (z. B. Fibronektin) in Kontakt tritt (Stenn u. Malhotra 1992). Wahrscheinlich wirkt in Keratinozyten derselbe grundsätzliche Mechanismus der Lokomotion, wie er für Fibroblasten gesichert ist (Stossel 1993).

4.2.2
Dermale Reparation

Bei frischen Inzisionswunden wird der dermale Wundspalt mit Makrophagen, Fibroblasten, Neomatrix und einsprossenden Gefäßen ausgefüllt; er bildet den Ursprung und das Gerüst der Neodermis.

Die Bildung dieses Granulationsgewebes beginnt nach einem Intervall von einigen Tagen, z. T. in Überschneidung mit der inflammatorischen Initialphase, wenn Fibroblasten unter dem Einfluß von Fibrin und Fibronektin das Wundbett zusammen mit neu aussprossenden Kapillaren erreichen. Unter Ruhebedingungen sind Fibroblasten nicht aktiv, werden aber während der Heilung wahrscheinlich unter dem Einfluß von Thrombozyten und Leukozyten im Wundbett stimuliert (Dvorak 1986; Cromack et al. 1990). Die Degranulation von Blutplättchen setzt Zytokine mit chemotaktischer, proliferativer Wirkung frei. Fibroblasten des angrenzenden Gewebes wandern in die Wunde ein, wo sie proliferieren und eine Reihe von Wachstumsfaktoren und anderen Proteinen wie Kollagen, Elastin und Komponenten der extrazelluären Matrix produzieren (Morgan u. Pledger 1992).

Während dieses Prozesses ist es offensichtlich, daß Fibroblasten Kollagen erzeugen und sie auch den Zelltyp darstellen, der für die Narbenbildung verantwortlich ist. Die Produktion von extrazellulärer Grundsubstanz und Kollagen erreicht normalerweise das Maximum nach etwa 7 Tagen und dauert etwa 2–4 Wochen an (Clark 1991). Das Kollagen wird intrazellulär synthetisiert und in das vorhandene Fibringerüst sezerniert. Die initial vorhandene Fibrin-Fibronektin-Matrix wird schließlich durch eine dichte Kollagenmatrix ersetzt. Aus dem bekanntermaßen anfangs vulnerablen und gut vaskularisierten Gewebe entsteht durch umfangreiche Remodellierung der Matrix eine belastungsfähige gefäßarme Narbe. Im Gegensatz zur echten Regeneration der Epidermis handelt es sich bei der Heilung der Dermis eigentlich um eine Reparation im Sinne einer Defektheilung, da u. a. dermale Anhangsgebilde nicht wiederhergestellt werden. Ein wichtiger Faktor in der dermalen Heilung ist die Wundkontraktion, die wesentlich zur Verkleinerung des Defektes bzw. der zu epithelisierenden Fläche beiträgt (Clark et al. 1982; Clark 1990). Fibroblasten stellen hierbei die kontraktilen Kräfte dar (Van Winkle 1967; Kennedy u. Cliff 1979; Ehrlich u. Rajaratnam 1990), wobei morphologische Änderungen des Phänotyps zu sog. Myofibroblasten beteiligt sind (Gabbiani et al. 1978; Welch et al. 1990).

4.2.3
Epithelisierung in Abhängigkeit von der Art der Wunde

Verletzungen des Epithels heilen in Abhängigkeit von Tiefe der Läsion und auslösender Ursache. Bei oberflächlichen Verbrennungen (z. B. bei erst- und zweitgradigen Verbrennungen) kommt es zur Nekrose von Epidermis und oberen Anteilen der Dermis. Epidermale Anhangsgebilde wie Haarfollikel, Ausführungsgänge von Schweißdrüsen und Talgdrüsen verbleiben im Wundgrund und sind dort Ursprungsort der Keratinozytenmigration und Vermehrung. Tiefergehende Verletzungen wie drittgradige Verbrennungen führen auch zum Verlust dieser dermalen und epidermalen Residuen.

Für die Untersuchung der normalen biologischen Vorgänge der kutanen Heilung sind chirurgische Exzisionswunden am besten geeignet. Pathologische Veränderungen und Gewebeschäden bei anderen Wunden, wie z. B. thermischen und chemischen Schädigungen, führen zu komplexeren und schwerer zu reproduzierenden Verletzungen (Geronemus et al. 1979; Boykin u. Molnar 1992; Eldad et al. 1992). Bei Verbrennungen entstehen nach Jackson (1953) unterschiedliche Zonen der Schädigung: Eine Zone der Koagulation befindet sich am nächsten zum Verbrennungsobjekt, peripher dazu liegt eine Zone der Stase und Hyperämie. Ist die Verbrennungswunde ausgedehnt genug, kommt es zur Ausbildung eines generalisierten Ödems. Pathohistologisch ist eine Nekrosezone von Ischämie umgeben, an die sich eine Zone der Entzündung anschließt (Hurt u. Eriksson 1986). Eine wichtige Determinante in der Heilung von Hautwunden ist die Tiefe der Schädigung innerhalb der Dermis (Tabelle 7).

Tabelle 7. Grundmechanismen der kutanen Heilung. (Mast 1992)

Mechanismus	Inzision Naht	Vollhautwunde Offen	Spalthautwunde Offen
Kontraktion	o	+++	o
Epithelisierung	+	+	+++
Bindegewebeneubildung	+++	++	o

o nicht vorhanden, + gering, ++ ausgeprägt, +++ überwiegend.

Oberflächliche Hautverletzungen mit Erhaltung dermaler Elemente (Abrasionen, Spalthautentnahmedefekte, oberflächliche Verbrennungen) heilen primär durch Reepithelisierung via epithelialer Inseln (Van Winkle 1967; Peacock u. Van Winkle 1976; Peacock 1977), im Gegensatz zu Vollhautdefekten, die primär durch Kontraktion der Wundränder mit Narbenformation heilen (Van Winkle 1967).

Beim Menschen ist eine Hautwunde mittlerer Tiefe innerhalb von 14 Tagen komplett epithelisiert. Die Dauer des Heilungsprozesses einer Epithelverletzung ist außer von der Fläche also wesentlich von der Tiefenausdehnung der Verletzung abhängig.

4.3
Untersuchungen zur Wundheilung in flüssigem Milieu

Hautwunden unter Luftexposition heilen zu lassen, ist eine sehr alte, aber weiterhin gebräuchliche Methode der Wundbehandlung. Neben praktischen Gesichtspunkten ist das verminderte Risiko einer Keimbesiedelung bzw. die Vermeidung einer bakteriellen Feuchtkeiminfektion, z. B. mit Pseudomonas, als Vorteil anzuführen (Brown 1992). Die Behandlung von Brandwunden mit warmer Luft wird weiterhin in vielen Schwerbrandverletzteneinheiten als Standardverfahren betrieben (Hurt u. Eriksson 1986).

Okklusive und semiokklusive Wundverbände wurden bereits seit tausenden von Jahren in der einen oder anderen Form verwendet (Ebbell 1937; Majno 1974). Eine Naßbehandlung wurde im 19. Jahrhundert durch F. Hebra (1861) bei Hautulzera und Verbrennungswunden durchgeführt. Es wurde bei diesen klinischen Fällen festgestellt, daß die Patienten während der Behandlung deutlich weniger oder gar keine Schmerzen mehr verspürten und die Gewebedestruktion unter dieser kontinuierlichen Wasserexposition deutlich reduziert werden konnte.

Diese frühen Befunde und die Ergebnisse neuerer Studien (Alvarez et al. 1983; Jonkman et al. 1988, 1990; Hutchinson u. McGuckin 1990), insbesondere aber die Arbeiten von G. D. Winter (1962) dokumentieren, daß die kutane Heilung in einem feuchten Milieu mit etwa 100% Luftfeuchtigkeit deutlich beschleunigt ist, verglichen mit Heilung unter einem nichtokklusiven Gazeverband, wobei der Grad der Feuchtigkeit hauptsächlich durch die Umgebungsluftfeuchtigkeit bestimmt wird.

Die heilungsfördernden Eigenschaften des feuchten Milieus (Stelzner 1993) werden durch verschiedene Faktoren hervorgerufen und sollen hier im einzelnen diskutiert werden, wobei die physikalischen Eigenschaften im Vordergrund stehen.

Wasserdampfpermeabilität
Die speziellen Eigenschaften von Wundverbänden, die ein feuchtes Wundmilieu aufrecht erhalten, wurden von M. F. Jonkman ausführlich beschrieben (Jonkman et al. 1988, 1990; Jonkman 1989). Ein neueres Maß, welches die herkömmliche WVTR („water vapour transmission rate") hinsichtlich Temperatur und Luftfeuchtigkeit korrigiert, ist die Wasserdampfpermeabilität (WVP = „water vapour permeability"). Dieses Maß gibt den konstanten Fluß (g) von Wasserdampf pro Einheit (m^2) Oberfläche pro Zeiteinheit (h) und Einheit (kPa) Dampfdruckdifferenz ($g \cdot m^{-1} \cdot h^{-1} \cdot kPa^{-1}$) an (Jonkman 1989).

Jonkman folgerte, daß zumindest mit der herkömmlichen Technologie kein Material zur Verfügung steht, welches die Wasserdampfpermeabilität von Haut besitzt und gleichzeitig die absorptiven Kapazitäten hat, um große Mengen an Wundflüssigkeit zu absorbieren. Nach Queen et al. (1987) beträgt die ideale WVP 2–2,5 l pro m^2 pro Tag (20–25 g $\cdot m^{-2} \cdot h^{-1} \cdot kPa^{-1}$). Jonkman (1989) schloß aus seinen Untersuchungen, daß die ideale WVP für einen Wundverband zwischen 20–24 g $\cdot m^{-1} \cdot h^{-1} \cdot kPa^{-1}$ betrage. Diese Kapazität für die Wasserdampftransmission durch die Wundauflage würde eine Flüssigkeitsretention und auch eine Dehydratation des Wundbettes verhindern. Die in den vorliegenden Experimenten verwendete Hydrokolloidauflage DuoDerm besitzt eine WVP von 1,7 g $\cdot m^{-2} \cdot h^{-1} \cdot kPa^{-1}$ und liegt damit weit unter den postulierten idealen Werten für Haut. Das verwendete Vinylmaterial der Kammern in den eigenen Untersuchungen ist nicht wasserdampfpermeabel; gleichzeitig wird mit der applizierten Kochsalzlösung eine maximale Hydratation der Wundoberfläche erreicht.

Das Konzept der Wundkammer basiert im wesentlichen auf der Fähigkeit, applizierte oder akkumulierte Flüssigkeit zu speichern.

Reservoirfunktion
Die 3 verschiedenen Modalitäten der Wundbehandlung (naß-feucht-trocken) wurden unter den für trockene und semiokklusive Behandlung mit Hydrokolloid günstigsten Bedingungen durchgeführt, nämlich in der nichtinfizierten oberflächlichen Exzisionswunde.

Vollhautwunden bzw. infizierte Wunden stellen Wundformen dar, in denen die Heilungszeiten unter Luftexposition oder Hydrokolloidverband vermutlich wesentlich ungünstiger im Vergleich zur Flüssigkeitsvinylkammer verlaufen wären: Der passive absorptive Hydrokolloidverband hat in Wunden mit großem Sekretionsvolumen und hohen Keimzahlen konzeptionell bereits deutliche Nachteile, während das aktive Kammersystem nicht nur beliebige Sekretmengen absorbieren kann (mittels täglicher Entleerung), sondern auch die spezifische Therapie eines beliebigen Erregerspektrums durch Antibiotikazusatz erlaubt.

Das flüssige Milieu in dieser Studie führte nicht nur zu einer schnelleren Heilung, sondern auch zur Ausbildung einer dickeren Epidermis und zu vermehrten Epithelleisten. Eine mögliche Erklärung für dieses Phänomen ist, daß im flüssigen Milieu die vorhandenen endogenen Wachstumsfaktoren effizienter konserviert werden als im Falle einer semipermeablen Hydrokolloidstruktur.

Profile der Sekretionskinetik von Wachstumsfaktoren in der Wundflüssigkeit des Kammermodells entsprechen weitgehend den aus Gewebeextrakten isolierten und scheinen damit den aus Extrazellulär- und Intrazellulärflüssigkeit isolierten Konzentrationen zu entsprechen, wie von Brem et al. (1992) für bFGF gezeigt.

Substanzen mit weiteren Wachstumsfaktoraktivitäten, die aus Wundflüssigkeit isoliert worden sind, konnten mittels Heparinaffinitätschromatographie als EGF- und PDGF-ähnliche Wachstumsfaktoren erkannt werden (Marikovsky et al. 1992). Die in dieser Untersuchung identifizierten Aktivitäten für die Keratinozytenproliferation werden detailliert in Abschnitt 4.5 diskutiert.

Für die Effekte eines Wundverbandes auf die Heilung scheint es bedeutsam, welche Einflüsse vom Verbandsmaterial auf das Gewebe und seine Bestandteile ausgehen.

Interaktion mit der Wunde
Hydrokolloidverbände stellen derzeit die populärste Form von Semiokklusivverbänden zur Behandlung von Wunden im feuchten Milieu dar. Dem Material wurden stimulatorische Effekte auf die Neubildung von Granulationsgewebe, die Angiogenese (Brennan et al. 1984; Friedman et al. 1984; Stevanovic 1985; Lydon et al. 1988) und eine vermehrte Präzipitation von Fibrin und Fibronektin zugeschrieben (Jonkman et al. 1990). Unter anderem wurden die Effekte auf eine Stimulation der Makrophagen im Wundgewebe zurückgeführt (Pickworth u. DeSousa 1988). In neuerer Zeit wurden allerdings Bedenken gegenüber der Verträglichkeit dieses Materials geäußert. M. D. Leek und Y. M. Barlow (1992) sowie S. R. Young et al. (1991) fanden in einer tierexperimentellen Studie an Schweinen, daß sich in Vollhautwunden, die mit Hydrokolloidverbänden behandelt worden waren, im Langzeitverlauf vermehrt Granulome im subepidermalen Gewebe entwickelten. Die Ätiologie und Genese ist nicht genau geklärt. Diskutiert wird, daß versprengte Hydrokolloidpartikel die Ursache für diese vakuolären Veränderungen sind.

In der hier vorliegenden Untersuchung fanden sich signifikant mehr inflammatorische Zellen unter dem Hydrokolloidverband als unter der Vinylflüssigkeitskammer. Hochsignifikant vermehrt waren:

– an Tag 5 Lymphozyten ($p < 0{,}005$) und neutrophile Granulozyten ($p < 0{,}05$),
– an Tag 7 Fibroblasten ($p < 0{,}005$) und andere nicht differenzierbare Zellen und
– an Tag 7 die Gesamtzahl entzündlicher Zellen.

Insgesamt war in beiden Gruppen ein zu erwartender Abfall in der Zahl der inflammatorischen Zellen und dazu ein relativer Anstieg der proliferativen Zellen (Fibroblasten) zu erkennen. Ob ein Entzündungszustand unter Hydrokolloid länger persistiert, war bei dem begrenzten Beobachtungszeitraum nicht weiter zu klären. Granulome, wie von Young et al. (1991) in Vollhautwunden gefunden, wurden nicht beobachtet. In dieser Untersuchung war die Persistenz der entzündlichen Veränderungen gesehen und der Inkorporation von Teilen des Hydrokolloidmaterials („particulate matter") zugeschrieben worden. Die in der Hypodermis und im Wundbett gefundenen Partikel wurden bis zu 6 Monate nach Verletzung nachgewiesen. Auch in unseren Befunden einer vermehrt persistierenden Inflammation zu hydrokolloidbehandelten Wunden muß die Frage der Langzeitkonsequenzen gestellt werden. Obwohl nur der Frühverlauf der in kürzerer Zeit heilenden oberflächlichen Exzisionswunden vorliegt, kann doch eine gesteigerte inflammatorische Primärantwort angenommen werden, die sich in vermehrt auftretenden Lymphozyten und neutrophilen Granulozyten äußerte.

Neben den direkten inflammatorischen Effekten sind auch angiogene Effekte beobachtet worden.

Effekte auf die Angiogenese
Neuere Aspekte der Wirkung einer Okklusion auf die dermale Reparation wurde von Dyson et al. diskutiert (1988, 1992). Sie fanden, daß die Angiogenese in der Frühphase der Heilung unter einem semiokklusiven Verband und damit im feuchten Wundmilieu (Gipfel an den Tagen 3–5) signifikant stärker als unter trockener Behandlung ausgeprägt war und früher (ab Tag 7) zum Normalmuster unverwundeter Haut zurückkehrte. Dieser Verlauf wird, wie die eigenen Untersuchungen zeigen, von einem Konzentrationsgipfel der Wachstumsfaktoren (bFGF) begleitet (Brem et al. 1992).

Ein sehr bedeutsamer Effekt eines Verbandmaterials ist sein Schutz gegenüber den äußeren Einflüssen. Dabei wird je nach gewähltem Material die Exposition gegenüber Luft in unterschiedlichem Ausmaß reduziert. Feuchtes und nasses Milieu sind in der Lage, den Grad der Gewebenekrose signifikant zu beeinflussen.

Inhibition der Nekrose
Die Verwendung eines Kammersystems zur individuellen Behandlung von Wunden hat konzeptionell die Funktion eines in-vivo-Inkubators bzw. einer Zellkultur: Der Wundverband stellt eine Hälfte des Inkubatorsystems dar, die Wunde ist die andere Hälfte; die zellulären Elemente sind von dem „Medium Wundflüssigkeit" umgeben (Eriksson, persönliche Mitteilung). Eine topische Behandlung mit isotonischer Kochsalzlösung in der Kammer hatte bereits in einer Studie von K. Breuing et al. (1992) die inflammatorische Reaktion in einem kutanen Verbrennungsmodell beim Yorkshire-Schwein reduziert und die Reepithelisierung beschleunigt. In dieser Studie war die Tiefenausdehnung der Gewebenekrose in oberflächlich drittgradigen Verbrennungen abhängig von der relativen Feuchtigkeit des umgebenden Milieus. Das größte Ausmaß einer Nekrose entwickelte sich bei Luftexposition unter Gaze, geringer war sie in einer luftgefüllten Kammer und am geringsten in einer mit isotonischer Kochsalzlösung gefüllten Kammer ausgefallen. In den hier diskutierten Untersuchungen am Modell der oberflächlichen Exzisionswunde findet sich ebenfalls ein Zusammenhang von Nekrosetiefe und Feuchtigkeit des Wundmilieus. Sowohl unter der Kammer als auch unter dem Hydrokolloidverband kam es nicht zu einer dermalen Nekrose, wohingegen sich eine solche unter Luftexposition in ausgeprägter Form entwickelte. Neben dem rein funktionellen Verlust an nicht regene-

rierbarer Dermis bietet die Luftexposition auch erhebliche kosmetische Nachteile und ist für den Patienten mit mehr Schmerzen verbunden (Lawrence 1992).

Fazit
Die unkontaminierte oberflächliche Exzisionswunde wird nach dem derzeitigen Stand am besten in einem feuchten oder nassen Milieu behandelt.

Aufgrund ihrer Eigenschaften stellt die Kammer jedoch auch ein sinnvolles System für die Behandlung komplizierter, kontaminierter Wunden dar, da die Applikation bestimmter Substanzen (z.B. Antibiotika) möglich ist.

Konzeptionell kann die mit einem Verband versehene Wunde als ein Inkubator aufgefaßt werden. Durch Schaffung von geeigneten „Kulturbedingungen" im Sinne eines Milieu intérieure (Bernard 1879) kann der Heilungsprozeß im Gegensatz zur offenen Wundbehandlung mit seinen empfindlichen Elementen (Zellen, Proteinen etc.) gleichsam nach außen verlagert werden. Anders betrachtet stellt ein kutanes Kammersystem eine Art Fenster dar, das zum einen direkten diagnostischen Einblick in das Milieu intérieure der Wunde gewährt und zum anderen eine therapeutische Intervention ermöglicht.

Besondere Bedeutung kommt dabei den im Wundmilieu vorhandenen Wachstumsfaktoren zu. Der derzeitige Stand der Wachstumsfaktorforschung unter den Aspekten der Wundheilung soll zunächst im folgenden Abschnitt 4.4 dargestellt werden.

4.4
Wachstumsfaktoren und epidermale Proliferation

Bereits 24 h nach Verletzung setzen in der Epidermis Mitosen von Keratinozyten ein (Viziam et al. 1964). Für diese Aktivierung wird die Verminderung von Kontaktinhibitoren (Chalone) unter einen kritischen Spiegel verantwortlich gemacht (Bullough u. Laurence 1966). Während die Existenz der Chalone mehr empirisch vermutet wird, lassen sich echte mitogene Effekte von definierten Wachstumsfaktoren experimentell und klinisch direkt nachweisen. Verschiedene Zellen wie Thrombozyten, Makrophagen, Fibroblasten und Keratinozyten produzieren und sezernieren eine Vielzahl von Wachstumsfaktoren in die Wunde (Sporn u. Roberts 1988; Clark 1991; Jennische et al. 1992).

Polypeptidwachstumsfaktoren (Tabelle 5 und 6 sowie Abb. 40) stellen eine Klasse von biologischen Mediatoren dar, die die Zellproliferation fördern, indem sie einzeln oder in Kombination an spezifische Oberflächenrezeptoren der Zelle binden. Sie sind multifunktionelle Peptide, d.h. daß sie die Zellproliferation sowohl fördern als auch hemmen können. Die während der Wundheilung freigesetzten Faktoren werden von einer Vielzahl von Zellen wie Blutplättchen, Makrophagen, Fibroblasten und Keratinozyten zur Verfügung gestellt; sie besitzen ein breites Spektrum an Zielzellen (Sporn u. Roberts 1988; McGrath 1990; Knighton u. Fiegel 1991).

Die Nomenklatur für die Benennung des Wachstumsfaktors richtet sich nach dem Zelltyp, aus dem der Faktor erstmalig isoliert wurde. Nachdem inzwischen jedoch multiple Quellen für die meisten Wachstumsfaktoren entdeckt wurden, ist diese Namensgebung z. T. nicht mehr logisch.

Man unterscheidet grundsätzlich zwischen *Kompetenz-* und *Progressionsfaktoren* (McGrath 1990). Als *Kompetenzfaktoren* werden Wachstumsfaktoren bezeichnet (PDGF, EGF), die Zellen aus der Ruhephase mobilisieren. *Progressionsfaktoren* wie

IGF-1 und andere Somatomedine bewirken dann, daß die kompetente Zelle durch den Zyklus definitiv zur DNA-Synthese gelangt (Morgan u. Pledger 1992). Sie zirkulieren als parakrine Faktoren im Plasma und sind somit jederzeit verfügbar. Möglicherweise werden sie aber auch in der Wunde selbst, z. B. durch Fibroblasten, produziert und wirken dann in einer autokrinen Form (Knighton u. Fiegel 1991).

Die Signalübertragung wird durch *Wachstumsfaktorrezeptoren* über spezifische Bindung mit dem Wachstumsfaktor vermittelt. Der aktivierte Rezeptor löst eine Kette biochemischer Ereignisse in der Zielzelle aus wie die Stimulation von Tyrosin-Kinase-Aktivität und Proto-Onkogen-Transkription (c-fos, c-myc). Am Ende der komplexen Kette steht dann die DNA-Synthese und Zellteilung (Druker et al. 1989; McGrath 1990).

Wachstumsfaktoren können auf verschiedene Weise in die Wunde sezerniert werden. Substanzen wie IGF-1 werden im Plasma an Transportproteine gebunden und in *endokriner* Form an den Ort der Wirkung transportiert. Synthese durch einen Zelltyp und Wirkung auf den Rezeptor auf einer anderen Zelle – parakrine Wirkung – findet sich z. B. bei PDGF und TGF-β. Die Sekretion von TGF-α durch Keratinozyten stellt einen *autokrinen* Sekretionsweg dar (McGrath 1990; Elder et al. 1991).

4.4.1
Beschreibung der Einzelfaktoren

Im folgenden werden die untersuchten Wachstumsfaktoren einzeln erläutert, und zwar in der Reihenfolge, wie sie in den Tabellen 4 und 5 aufgeführt sind.

PDGF
PDGF ist ein über Disulfidbrücken verbundenes Dimer von A- und/oder B-Ketten (30 kDa). Als potentes Mitogen sowie als chemotaktische Substanz stimuliert es die Proteinsynthese, v. a. von Zellen mesenchymalen Ursprungs (Ross et al. 1986; Pierce et al. 1991). Es ist in den α-Granula von Blutplättchen lokalisiert und wird in die Wunde während der Gerinnung freigesetzt. PDGF wirkt vornehmlich auf Bindegewebs- und Gliazellen. Dermale Fibroblasten und andere Mesenchymzellen wie glatte Muskelzellen werden ebenso durch PDGF zur Replikation stimuliert. Die mitogenen Effekte von Serum werden hauptsächlich PDGF zugeschrieben.

Normalerweise werden mehr als 13 ng/ml PDGF im Serum gefunden; es entstammt Blutplättchen und liegt zumeist als AB-Form vor (Pierce et al. 1991). Andere Syntheseorte für PDGF finden sich in Endothelzellen, glatten Muskelzellen, Makrophagen und einer Reihe mesenchymaler und epithelialer Zellen (Deuel u. Huang 1984; Deuel 1987). Bei exogener Applikation zeigt es beschleunigende Effekte in der Wundheilung in vivo (via inflammatorischer Mechanismen) (Ross et al. 1986; Greenhalgh et al. 1990; Hart u. Bowen-Pope 1990; Mustoe et al. 1990; Antoniades et al. 1991; Pierce et al. 1991; Dvonch et al. 1992), in Synergie mit anderen Faktoren. PDGF-BB steigert die Heilung in vivo, wahrscheinlich durch Makrophagen vermittelt. Zusammen mit anderen Wachstumsfaktoren wird vornehmlich die exrazelluläre Matrixsynthese reguliert (Lynch et al. 1987, 1989; Pierce et al. 1991).

Ein kürzlich der PDGF-Gruppe zugeordnetes Peptid ist VEGF, auch als VPF bezeichnet (Keck et al. 1989). VEGF/VPF (40 kDa) besteht aus 189 Aminosäuren und weist strukturelle Ähnlichkeiten mit der B-Kette des PDGF auf (Pittelkow et al. 1991). Es ist ein heparinbindender Wachstumsfaktor und wurde aus einer Vielzahl von Zellen isoliert und neuerdings auch posttranskriptional in epidermalen Keratinozyten nachgewiesen (Brown et al. 1992). Es ist mitogen für vaskuläre Endothelzellen und induziert die Angiogenese in vivo (Pittelkow et al. 1991).

FGF

FGF tritt in 2 Isoformen (acidic und basic) auf. Beide haben wichtige Funktionen während der Embryogenese und Gewebereparation (Halaban et al. 1988; Knöchel u. Tiedemann 1989; Greenhalgh et al. 1990; Pittelkow 1990; Gospodarowicz 1991; Higashiyama et al. 1991; Brem et al. 1992; Longaker et al. 1992). Zur FGF Gruppe zählen 7 Polypepetide (FGF 1 bis 7), bestehend aus 155–157 Aminosäuren, mit unterschiedlichen biologischen Effekten. Über 20 angiogene Moleküle konnten inzwischen einer der beiden Isoformen zugeordnet werden (Baird u. Bohlen 1990; Baird u. Klagsbrun 1991).

FGF sind keine humoralen Faktoren; sie sind in die Basalmembran von FGF-produzierenden Zellen eingebettet, wo sie lokal wirken. In vivo sind aFGF und bFGF potente angiogene Faktoren; sie stimulieren die Proliferation von Endothelzellen und gelten als wichtige Mediatoren der regenerativen und neoplastischen Neovaskularisation (Folkman u. Klagsbrun 1987; Pittelkow 1990; Gospodarowicz 1991; Pittelkow et al. 1991).

FGF stimulieren neben Endothelzellen auch Hirnzellen, Fibroblasten, glatte Muskelzellen, Mesothelzellen und Neurone. Es werden unterschiedliche Phänotypen induziert (Stimulation des Neuritenwachstums) oder supprimiert (Hemmung von Myoblasten- oder Chondrozytendifferenzierung) (Pittelkow 1990). Hautzellen (Fibroblasten und Keratinozyten) produzieren bFGF, abhängig von Änderungen des Mikromilieus; sie reagieren sowohl auf aFGF als auch auf bFGF. In Fibroblasten, aber nicht in Keratinozyten und Melanozyten, kann die bFGF-Expression durch Serum stimuliert werden. TGF-β steigert die Transkription von bFGF nur gering in Fibroblasten, aber deutlich in humanen Keratinozyten (Cook et al. 1990).

Besondere Bedeutung hat heparinbindendes FGF (HB-FGF) (Klagsbrun 1990). Heparin inhibiert zwar selbst die Angiogenese in vivo, bildet aber einen Komplex mit FGF und schützt auf diese Weise aFGF sowie bFGF vor Inaktivierung. Heparansulfat, ein sulfuriertes Glykosaminoglykan, das Bestandteil der Basalmembran ist, bindet ebenfalls an bFGF und inhibiert die proteolytische Inaktivierung. bFGF wird schließlich durch Heparitinase und heparinähnliche Moleküle aus dieser Speicherform freigesetzt. Diese Form der extrazellulären Speicherung und Freisetzung ist ein jüngst entdeckter Mechanismus für die Regulation des Wachstums von Kapillaren, Fibroblasten und epidermalen Zellen (Klagsbrun 1990; Pittelkow 1990, Pittelkow et al. 1991).

Das aFGF stimuliert signifikant die Epithelisierung in einem durch Sog induzierten Epidermis-Blasen-Modell, während EGF nicht wirksam ist (Fourtanier et al. 1986). In vivo zeigt bFGF einen beschleunigenden Effekt auf die Wundheilung bei Ratten, Schweinen und Menschen (McGee et al. 1988). Bei der Verletzung des Gewebes wird das unter physiologischen Verhältnissen an die extrazelluläre Matrix gebundene bFGF freigesetzt. Zellen, die unter physiologischen Verhältnissen kein bFGF produzieren, exprimieren nun bFGF und den FGF-Rezeptor. Eine besondere mitogene Potenz für epidermale Zellen besitzt KGF (Shipley et al. 1990; Danilenko et al.1995) (Tabelle 6). Aufgrund seiner wichtigen Bedeutung als Angiogenesefaktor wird bFGF zunehmend auch als Indikator für maligne Erkrankungen erkannt (Watanabe et al. 1991, 1992; Nguyen et al. 1992).

EGF

Dieses Protein aus einer Kette von 53 Aminosäuren und einem Molekulargewicht von 6 kDa, wurde ursprünglich von S. Cohen (1962, 1965) aus Submaxillardrüsen der Maus isoliert und zeigte seine Aktivität u.a. in der Induktion der Augenlidöffnung neugeborener Mäuse. EGF gehört zu einer Gruppe von Wachstumsfaktoren, die an denselben Rezeptor (Molekulargewicht 170 kDa) binden wie TGF-α, „Vaccinia Growth Factor" und Amphiregulin (King et al. 1990, 1991). Dieser Rezeptor wirkt über die Tyrosin-Kinase-Aktivität (Elder et al. 1991).

EGF läßt sich in nahezu allen menschlichen Körperflüssigkeiten nachweisen und in geringer Konzentration in experimentellen Wunden. EGF wurde auch in sekretorischen Zellen von ekkrinen Schweißdrüsen gefunden. EGF-ähnliche Aktivität ist in Blutplättchen gespeichert und wird bei der Degranulation freigesetzt (King et al. 1991). Die Substanz wird initial als 130 kDa großes Precursormolekül (prepro-EGF) synthetisiert, in dem die 6 kDa große aktive Sequenz von EGF enthalten ist. Der Precursor, der als Quelle für EGF dient, könnte auch Bedeutung als interzellulärer Kommunikationsfaktor zwischen Zellen haben, die prepro-EGF und den EGF-Rezeptor exprimieren (juxtakrine Aktivität) (Habenicht 1990).

In Flüssigkeiten wie Speichel, Brustdrüsensekret, Prostata- und Samenflüssigkeit sowie Urin sind die Konzentrationen relativ hoch. EGF ist ein potentes Mitogen insbesondere für epidermale Zellen (Cohen 1965; Franklin u. Lynch 1979; Barrandon u. Green 1987; Buckley et al. 1987; Jetten 1987; Brown et al. 1989; Colige et al. 1990; Murayama 1990; Velu 1990; Hudson u. Gill 1987; King et al. 1991; Magni et al. 1991). Die Abhängigkeit des klonalen Wachstums in-vitro-kultivierter Keratinozyten von EGF wurde klar nachgewiesen (Wille et al. 1984). EGF zeigte in experimentellen und klinischen Studien einen positiven Effekt auf die Rate der epidermalen Regeneration bei der kutanen Wundheilung (Cohen 1965; Wille et al. 1984; Lynch et al. 1989; Falanga et al. 1992).

In vitro scheinen die Effekte von den Kulturbedingungen der Keratinozyten abhängig zu sein (King et al. 1991). So sprechen kleine Kolonien schlechter auf EGF an als größere Kolonien, jedoch wird die Subkultivierung durch EGF verbessert (Rheinwald u. Green 1977). Das Wachstum von großen Keratinozytenkolonien wird dann durch EGF verbessert, wenn die Migration der in der Peripherie gelegenen Keratinozyten eine Limitation des Wachstums darstellt. Der positive Effekt auf die Keratinozyten scheint also durch eine Stimulation der Migration, die direkt nach Applikation in vitro zu sehen ist, hervorgerufen zu werden (Barrandon u. Green 1987). Auch Interleukin-1 und bFGF stimulieren das Keratinozytenwachstum unter in-vitro-Bedingungen (Sporn u. Roberts 1988; Bhora 1995).

TGF-β

Eine Schlüsselrolle in der Wundheilung scheint TGF-β zu spielen, insbesondere durch seine Fähigkeit, die Expression des Integrinrezeptors zu modulieren. Das aktive TGF-β ist ein Homodimer mit einem Molekulargewicht von 25 kDa, welches aus 2 Peptiden von je 112 Aminosäuren besteht. Es wurde erstmals aufgrund seiner Eigenschaft identifiziert, adhäsionsfreies Wachstum normaler Fibroblasten von Rattennieren zu stimulieren (Derynck et al. 1985). TGF-β wirkt durch einen Membranrezeptor und ist von TGF-α deutlich zu unterscheiden (Mansbridge u. Hanawalt 1988; Rappolee et al. 1988; Lynch et al. 1989; McGrath 1990; Rodland et al. 1990), das selbst an den EGF Rezeptor bindet und EGF-ähnliche Effekte induziert (Schreiber et al. 1986; Rappolee et al. 1988; Todd et al.

1991). Gegenwärtig sind 4 Formen (TGF-β1, TGF-β2, TGF-β3, TGF-β4) sowie verwandte Peptide bekannt (Rodland et al. 1990). Die individuellen TGF-Spezies, z.B. TGF-β1, sind zwischen den Arten (Mensch, Schwein, Rind) strukturell hoch konserviert. Dagegen besteht nur eine 63%ige Homologie zwischen TGF-β1 und TGF-β2. TGF-β inhibiert das Wachstum von epithelialen Zellen.

In Abhängigkeit von der Beteiligung weiterer Wachstumsfaktoren hat die Substanz sehr unterschiedliche Effekte auf andere Zelltypen wie Fibroblasten, Osteoblasten oder T-Lymphozyten, von der Stimulation bis zur Inhibition der Zellproliferation (Mansbridge u. Hanawalt 1988; Rappolee et al. 1988; Sporn u. Roberts 1988; Bascom et al. 1989; Lynch et al. 1989; Beck et al. 1990; Ksander et al. 1990; Pittelkow 1990; Quaglino et al. 1990, 1991; Rodland et al. 1990; Pittelkow et al. 1991). Es wird in hohen Konzentrationen in Blutplättchen gefunden und bei der Degranulation freigesetzt; aber auch andere Zellen wie aktivierte T-Lymphozyten enthalten TGF-β (Pircher et al. 1986). Die Zellen sezernieren TGF-β in einer latenten Form, gebunden an ein Bindungsprotein, welches die Substanz inaktiviert (Pittelkow et al. 1991). Diese inaktive Form könnte eine temporäre Speicherform bis zur Aktivierung durch Makrophagen oder lokale Bedingungen darstellen (Jennings u. Hunt 1991) Die Effekte scheinen durch die vorherrschenden Konzentrationen in der Wunde bestimmt zu werden.

In der Zellkultur kann TGF-β die Zellproliferation entweder steigern oder inhibieren (Sporn u. Roberts 1988; Rodland et al. 1990; Pittelkow et al. 1991). TGF-β fördert die Infiltration durch Fibroblasten und erhöht die Kollagensynthese (Mustoe et al. 1987; Sporn u. Roberts 1988; Beck et al. 1990; Ksander et al. 1990; Quaglino et al. 1990, 1991; Rodland et al. 1990; Pittelkow et al. 1991; Chen et al. 1992; Cromack et al. 1993). Experimentelle strahleninduzierte Wundheilungsstörungen profitieren von der exogenen Therapie mit TGF-β_1, indem die Kollagensynthese direkt stimuliert wird und es zu einer vermehrten Reißfestigkeit des Wundgewebes kommt (Cromack et al. 1993). Generell induziert das Zytokin eine vermehrte Bildung von extrazellulärer Matrix, regt aber auch die vermehrte Produktion von TGF-β an. Dieser positive Feedbackmechanismus könnte für die verlängerte Wirkung von Einzelapplikationen verantwortlich sein (Quaglino et al. 1990, 1991).

IGF

Diese Insulin-ähnlichen Wachstumsfaktoren stellen eine Klasse von Polypeptiden dar, die eine 50%ige Strukturähnlichkeit mit Proinsulin aufweisen und auch dessen biologische Aktivitäten besitzen. Die Serumkonzentrationen werden durch Wachstumshormon (GH) sowie durch nutritive Einflüsse reguliert. Beim Menschen wurden bislang IGF-1 und IGF-2 identifiziert (Van Wyk 1984). IGF-1 hat ein Molekulargewicht von 7649 und besteht aus 70 Aminosäuren in einem Monomer mit 3 Disulfidbrücken. Es ist hochgradig von GH abhängig und hat multiple wachstumsfördernde Eigenschaften. Im Plasma ist es an Transportproteine gebunden. Dieser IGF-1-Protein-Komplex kann mit Säuren dissoziiert werden. Der IGF-1-bindende Komplex mit Bindungsproteinen hat ein Molekulargewicht von unter 47.000 Dalton (Baxter u. Martin 1989).

Im allgemeinen fungiert Insulin als klassisches Hormon mit Regulation des Glukosebzw. Kohlenhydrat- und Fettstoffwechsels, während IGF die Mitogenität von Zellen stimuliert. Insulin- und IGF-Rezeptoren sind auf der Zellmembran als separate Einheiten vorhanden. IGF wird in multiplen Organen und Geweben synthetisiert, u. a. in Epidermis und Dermis (Pittelkow et al. 1991). IGF-1 ist ein Kompetenz- und Progressionsfaktor der DNA-Synthese. Keratinozyten in Kultur benötigen Insulin, EGF/TGF-α oder FGF, um mit der Replikation beginnen zu können (Rheinwald u. Green 1975; O'Keefe et al. 1988; Regauer u. Compton 1990; Shipley et al. 1990). IGF-1 kann diese Insulinwirkung in der Kultur direkt ersetzen (Pittelkow et al. 1991) bzw. die Effekte von Wachstumsfaktoren verstärken (Marikovsky et al. 1996). IGF-1 ist ein 500–1000mal stärkeres Mitogen als Insulin (Pittelkow et al. 1991). IGF-1 und IGF-2 sind in vitro mitogene Substanzen für normale und transformierte Keratinozyten. Ihre Wirkung wird primär durch den Typ-1-IGF-Rezeptor vermittelt, während Insulin seine mitogenen Effekte sowohl durch den IGF-Rezeptor als auch den Insulinrezeptor entfaltet (Neely et al. 1991).

Die wachstumsfördernden Effekte von humanem Wachstumsfaktor (hGH) werden hauptsächlich über IGF vermittelt. In der Wachstumsdiagnostik sind die Messungen von IGF-1 eine nützliche Ergänzung zur Bestimmung der GH-Sekretion. Eine normale IGF-1-Konzentration spricht gegen einen GH-Mangel. Patienten mit Akromegalie z. B. haben erhöhte IGF-1-Werte. IGF-1 scheint besser mit der Schwere der Erkrankung zu korrelieren als GH.

CSF, koloniestimulierende Faktoren
Die hämatopoetischen koloniestimulierenden Wachstumsfaktoren, aber auch Interleukine, Lymphokine und Interferone, besitzen biologische Aktivitäten, die sich z. T. mit denen anderer Wachstumsfaktoren überschneiden. Keratinozyten in Kultur produzieren GM-CSF, G-CSF, M-CSF und verschiedene Interleukine (IL-1α und -β sowie IL-3) (Fabre u. Cullen 1989; McGrath 1990; Sauder et al. 1990; Partridge et al. 1991; Pittelkow et al. 1991) nebst IL-1-Rezeptor-Antagonisten (Bigler et al. 1992). IL-1, aber auch IL-6 gewinnen zunehmend Beachtung in der normalen und abnormalen Regulation der epidermalen Differenzierung und Proliferation (Morhenn 1988; Sauder et al. 1990, Partridge et al. 1991).

4.4.2
Interaktion von Wachstumsfaktoren bei der Keratinozytenproliferation

Spezielle Bedeutung in der epidermalen Wundheilung hat die Regulation der Keratinozytenproliferation durch parakrine Faktoren. So benötigen in-vitro-kultivierte Keratinozyten für das Wachstum Insulin. Alternativ kann Insulin durch eine 1000fach niedrigere Konzentration an IGF-1 ersetzt werden. Da die zirkulierenden Insulinspiegel im Organismus wesentlich niedriger liegen als für das Keratinozytenwachstum erforderlich, geht man davon aus, daß diese Zellen als Liganden für den IGF-Rezeptor eher IGF-1 als Insulin benutzen (Elder et al. 1991).

Das Keratinozytenwachstum wird auch über die Faktoren der FGF-Gruppe stimuliert. Ob die Keratinozyten FGF selbst produzieren, wird weiterhin kontrovers diskutiert (Finch et al. 1989). Kultivierte Fibroblasten sind jedoch eindeutig die Quelle von IGF-1, bFGF und KGF. Diese Faktoren besitzen eine Molekülgröße, die für eine Penetration der Basalmembran und einen Zugang zu den Keratinozyten spricht.

Dagegen wird TGF-α-mRNA zwar von Keratinozyten (Pittelkow et al. 1989), aber nicht von Fibroblasten exprimiert; damit wird dieses Peptid zu einem autokrin wirkenden Faktor. IGF-1, bFGF und KGF erscheinen als parakrine Faktoren (Elder et al. 1991), die an Rezeptoren auf Keratinozyten binden (Pittelkow 1990).

In Studien zur Keratinozytenproliferation in serumfreiem Medium wurde gezeigt, daß EGF synergistisch mit bFGF oder Insulin auf Keratinozyten wirkt. Fehlte EGF, so war diese bFGF-Insulinkombination nicht effektiv (Falco et al. 1988). Keratinozyten sind eine autokrine Quelle für TGF-α, bedürfen allerdings der synergistischen Wirkung von parakrinem IGF-1 und FGF. Komplementär dazu verhalten sich Fibroblasten, die weder EGF noch TGF-a synthetisieren, aber IGF-1, bFGF und KGF sezernieren (Elder et al. 1991).

Die Bedeutung von Fibroblasten als Kostimulatoren der Keratinozytenproliferation in Form von sog. „feeder-layers" wurde erstmals von H. Green et al. in vitro gezeigt (Rheinwald u. Green 1975; Green 1978, 1991; Green et al. 1979; Barrandon u. Green 1987). In neuerer Zeit wurde bei der Züchtung von epithelialen „sheet-grafts" auch der Vorteil von komplementären Fibroblastenkulturen erkannt. Insbesondere scheint es durch eine solche Stimulation schneller zur Ausreifung der dermo-epidermalen Junktion zu kommen (Hansbrough et al. 1989; Boyce et al. 1993). Welche parakrinen Faktoren in vivo dafür im einzelnen verantwortlich sind, ist nicht geklärt.

Wegen der großen Bedeutung solcher zellulärer und biochemischer Interaktionen für die Wundheilung wurden die folgenden Untersuchungen von natürlich vorkommenden Wachstumsfaktoren in Wundflüssigkeit durchgeführt.

4.5
Untersuchungen von Wachstumsfaktoren in Wundflüssigkeit

Wachstumsfaktoren regulieren die induktiven Einflüsse des Mesenchyms und des Epithels während der Morphogenese der Haut. Ebenso verlaufen epidermal-dermale Interaktionen wie Formation der Basalmembran, Haarzyklus und Wundheilung unter dem Einfluß von Wachstumsfaktoren. Sie stellen eine wichtige Gruppe biologischer Moleküle dar, die ein physiologisches Netzwerk für zelluläre Kommunikation und dynamische Reaktionen bilden (Pittelkow et al. 1991).

Mit der zunehmenden Anwendung von Wachstumsfaktoren in der Chirurgie gewinnen Untersuchungen über die natürliche Expression eine fundamentale Bedeutung, da bislang wenig über Sekretionskinetik, Konzentrationen und Profile in heilenden kutanen Wunden bekannt ist. Zu den geläufigen Stimulatoren der Epithelisierung zählen nach L. E. King et al. (1991) EGF, TGF-α, Insulin, IGF-1 und IGF-2, aFGF, bFGF und IL-1. Die Regeneration der Epidermis findet in Überlappung mit der inflammatorischen Phase und der Phase der Bildung von Granulationsgewebe statt, wobei die eigentlichen Stimuli, die diesen Prozeß initiieren, bislang nicht genau definiert sind.

Bisherige Daten zur Expression von Wachstumsfaktoren während der Wundheilung stammen aus in-vitro-Untersuchungen. In-vivo-Studien wurden hauptsächlich zur posttranskriptionalen mRNA-Expression durchgeführt (Rappolee et al. 1988; Cook et al. 1990; Antoniades et al. 1991; Antoniades 1992; Steenfos u. Jansson 1992), bzw. es erfolgten Messungen der Peptide in subkutanen Kammermodellen, die lediglich die subkutane Bindegewebsheilung erfassen. Epikutane Messungen für den Prozeß der Epithelisierung liegen in dieser Form noch nicht vor.

Für das Verständnis von Interaktion und Wirkung ist es gerade in der klinisch durchgeführten exogenen Applikation essentiell, einen Einblick in die zeitliche Korrelation und Koordination der natürlich auftretenden Faktoren zu erhalten.

Nachfolgend werden die Ergebnisse der Messungen von 6 wichtigen Wachstumsfaktorpeptiden während der Epithelisierung hinsichtlich ihrer Bedeutung und ihres Einflusses auf die kutane Wundheilung unter folgenden Gesichtspunkten erörtert und zu Literaturdaten in Bezug gesetzt:

- Konzentration in Wundflüssigkeit,
- Sekretionsprofil,
- Produktionsquelle,
- Zielzelle,
- Wirkungsmechanismus,
- Zeitliche Korrelation zum Prozeß der Epithelisierung und
- Interaktion mit anderen Faktoren.

Den speziellen Angaben zu den einzelnen Wachstumsfaktoren sollen zunächst jedoch einige allgemeine Erläuterungen zu den erhobenen Daten vorangestellt werden.

Allgemeine Befunde
Die Analysen zeigen, daß Spiegel für alle Wachstumsfaktoren in Kammerflüssigkeit bestimmt werden konnten. Unterschiede fanden sich dabei hinsichtlich der erreichten Maximalwerte und des Verlaufes der Sekretion. Die Korrelation von Konzentrationen in Wundflüssigkeit und Serum läßt eine Produktion in der Wunde erkennen (Tabelle 8). Setzt man zusätzlich das Auftreten der Faktoren mit der Wiederherstellung der epithelialen Barriere für endogenes Protein (nach 8 Tagen) in Bezug, so zeigt sich, daß mit Ausnahme von IGF-1 und PDGF-AB alle anderen Faktoren nach Abschluß der Epithelisierung (histologischer Nachweis an Tag 6) noch in meßbaren Spiegeln vorhanden sind.

In unserem Wundmodell wurde die epitheliale Heilung gekennzeichnet durch die Normalisierung der Proteinkonzentration, d. h. auf Werte unverwundeter Haut nach $7{,}8 \pm 0{,}7$ Tagen (MW $\pm$ SD), die Normalisierung der Exsudation von Wundflüssigkeit nach 5 Tagen und des pH-Wertes nach 10 Tagen. Die hier gemessenen Wachstumsfaktoren haben alle ein Molekulargewicht von weniger als 66 kDa, der Molekülgröße des turbidimetrisch in Kammerflüssigkeit gemessenen Serumalbumins (Breuing et al. 1992). Offensichtlich findet also noch eine Penetration durch das Epithel jenseits von Tag 8 statt. PDGF-AB und IGF-1 werden also vermutlich nicht mehr in so großen Mengen in der Wunde produziert, daß eine Messung in Kammerflüssigkeit möglich wäre.

Tabelle 8. Wachstumsfaktoren in Wundflüssigkeit

Faktor	Wiederfindung [%][a]	Nachweisgrenze [pg/ml][a]	Serumwerte [pg/ml][c]	Messung in Wundflüssigkeit [pg/ml][c]
PDGF-AB	89	8,4[b]	64,96	0–117
bFGF	92	1,0	18,6	3,1–21,4
EGF	101	0,2	1,14	0,3–1,5
TGF-β_2	90	2,0	25,8	300–2100
IGF-1	> 93,2	0,06 ng/ml	> 76 ng/ml	112 ng/ml
IL-1α	102	0,3	0,13	0,45–8,25

[a] Mensch, [b] in 10facher Verdünnung, [c] eigene Messungen.

Spezielle Befunde für die einzelnen Faktoren

PDGF-AB

In Wundflüssigkeit von experimentell induzierten Hautwunden des Schweins (Breuing et al. 1991; Marikovsky et al. 1992) und auch in Wundflüssigkeit von akuten Wunden des Menschen finden sich PDGF-ähnliche Aktivitäten (Katz et al. 1991). Die Quelle von PDGF während der Heilung wurde im Hausschwein mittels in-situ-Hybridisierung und Immunhistochemie verifiziert: Eine reversible Expression von c-cis-PDGF-2- und PDGF-Rezeptor-β-mRNA sowie des zugehörigen Peptids bestand sowohl in epithelialen Zellen als auch in Fibroblasten (Antoniades et al. 1991). Das Ausmaß dieser Expression von PDGF korrelierte mit dem Heilungsverlauf. Die Expression zeigte einen Gipfel in der Frühphase zwischen den Tagen 2 und 5 und danach ein steiles Absinken zwischen den Tagen 5 und 9 (Antoniades et al. 1991, 1993, Antoniades 1992).

Dies deckt sich mit den eigenen Befunden des posttranslationalen PDGF-Peptids in Kammerflüssigkeit, wobei an Tag 5 ein Maximum und jenseits von Tag 6 keine meßbare Konzentration mehr vorlag. Die Sekretion verläuft somit parallel zur Expression auf molekularer Ebene.

PDGF wurde initial nicht in humanem Plasma nachgewiesen (Ross et al. 1986), neue ELISA Methoden zeigen jedoch auch hier hohe Spiegel (s. Tabelle 8). Daten zur Spezifizität des ELISA für PDGF des Schweins liegen nicht vor. So ist nicht auszuschließen, daß die Konzentrationen möglicherweise zu niedrig bestimmt wurden.

PDGF wird in der kutanen Heilung als ein Schlüsselfaktor der Bindegewebesynthese beschrieben (Ross et al. 1986). In Keratinozyten induziert es nach topischer Applikation zusammen mit IGF-1 eine Hyperplasie sowie in Wunden eine Vermehrung des Bindegewebevolumens (Lynch et al. 1987).

Aufgrund seiner Eigenschaft als kompetenzinduzierender Faktor (Morgan u. Pledger 1992) ist PDGF im Rahmen des Wundheilungsprozesses ein entscheidendes Molekül in der Initiierung sowie Steuerung des Reparationsvorganges für extrazelluläre Matrix (Pierce et al. 1991, 1992). Blutplättchen sind die ersten Zellen, die überhaupt das Wundgebiet erreichen und sind die größte Quelle für PDGF (Deuel 1987). Die vielfältigen biologischen Aktivitäten der Wachstumsfaktoren (PDGF, FGF, IGF, EGF, TGF-β) erschweren die Demonstration der Rolle von PDGF in der Wundheilung (Pierce et al. 1991). In Experimenten zur lokalen Therapie experimenteller Wunden mit rekombinantem PDGF konnten jedoch signifikante Effekte auf die Rekrutierung von neutrophilen Granulozyten, Makrophagen und Fibroblasten gezeigt werden. Die PDGF-Wirkung scheint indirekt durch die Aktivierung von Makrophagen hervorgerufen zu werden (Pierce et al. 1991). Eine ungeregelte Expression von PDGF wird in einer Reihe von proliferativen Erkrankungen einschließlich Malignomen gefunden, was die Bedeutung einer geregelten Expression für die Wundheilung unterstreicht (Antoniades 1992).

bFGF

„Basic Fibroblast Growth Factor" ist ein weit verbreitetes mitogenes und angiogenes Molekül. Exogen zugeführtes und auch endogen vorkommendes bFGF stimulieren die Wundheilung (Davidson et al. 1985; Broadley et al. 1989; Greenhalgh et al. 1990; Folkman et al. 1991; Stenberg et al. 1991).

bFGF war in den eigenen Untersuchungen bereits 24 h nach Wundinduktion in relativ hoher Konzentration meßbar (20 ng/ml), zeigte am 2. Tag eine niedrigere Konzentration und am 7. Tag einen Aktivitätsgipfel, der höher als der Ausgangswert war. Dieser biphasische Verlauf war bereits in anderen Untersuchungen in Vollhautwunden gefunden worden, wobei dort insgesamt höhere Wert gemessen worden waren (Brem et al. 1992, 1993). In Untersuchungen zur spezifischen biologischen, d.h. mitogenen Aktivität von Wundflüssigkeit wurden bereits durch M. Marikovsky et al. im selben Modell am Schwein mitogene Aktivitäten in Wundflüssigkeit nachgewiesen. Diese Mitogenität im 3T3-Assay konnte dann mittels neutralisierender Antikörper gegen bFGF komplett (Marikovsky et al. 1992; Brem et al. 1993) antagonisiert werden.

Der hier vorliegende ausgeprägte 2gipfelige Zeitverlauf der Expression in Wundflüssigkeit ist ein Befund, der in dieser Form bei keinem der analysierten Faktoren zu finden ist. Da bFGF aufgrund seiner Bindung an Heparansulfatproteoglykane im Bindegewebe in einer Speicherform vorliegt, werden nach Verwundung sofort hohe Spiegel erreicht, was sich auch hier in dem initialen Gipfel nach 24 h widerspiegelt. Hinzu kommt, daß bFGF ein sehr breites Spektrum an Zielzellen aufweist oder aber durch Fibroblasten, Keratinozyten oder Endothelzellen produziert wird.

H. Brem et al. fanden, daß Wundflüssigkeit heparinbindende Fraktionen mit bFGF-Aktivität enthält, die am 10. Tag nach Induktion von Vollhautwunden ein Maximum an mitogener Aktivität gegenüber Fibroblasten besaßen (Brem et al. 1992, 1993). Die Mitogenität von Wundflüssigkeit auf 3T3-Fibroblasten ist im Spalthautwundenmodell am Yorkshire-Schwein bereits von K. Breuing et al. (1991) und M. Marikovsky et al. (1992) untersucht und dabei an Tag 1 ein Maximum an mitogener Gesamtaktivität gefunden worden. Unter den Wachstumsfaktoren, die in Wundflüssigkeit vorhanden sind, tragen heparinbindende Wachstumsfaktoren (HBGF) (Klagsbrun 1990), zu denen auch bFGF zählt, zu 30–50% der mitogenen Aktivität bei (Marikovsky et al. 1996).

Die mitogene Aktivität dieser HBGF-Fraktionen gegenüber Balb-MK-Keratinozyten und 3T3-Fibroblasten setzt sich aus verschiedenen bFGF-Fraktionen zusammen. Dies wurde anhand spezifischer Blockade mit anti-bFGF Antikörpern nachgewiesen (Marikovsky et al. 1992). Der zweite Gipfel von bFGF an Tag 6 folgt auf die zu diesem Zeitpunkt stattfindende Einwanderung von Endothelzellen und Fibroblasten und könnte ein Hinweis darauf sein, daß die neuen vaskulären Endothelzellen und Fibroblasten nun bFGF in Konzentrationen oberhalb des vorher bestehenden Basalwertes produzieren (Brem et al. 1992). Dies entspricht dem histologischen Befund einer hohen Dichte an Fibroblasten im subepidermalen Granulationsgewebe an den Tagen 5 und 7, die zu diesen Zeitpunkten den dominanten Zelltyp darstellen (s. Abschn. 3.1.1.2).

H. N. Antoniades et al. (1993) wiesen in neueren Untersuchungen nach, daß bFGF-mRNA auch von epithelialen Zellen während der Heilung von Spalthautwunden beim Schwein exprimiert wird. Er fand einen nahezu identischen Verlauf der mRNA-Expression zu unserer posttranslationalen Peptidmessung mit Gipfelwerten nach 24 h, einen zweiten Gipfel an Tag 5 und absinkende Expression an Tag 9. Somit liegt in Keratinozyten eine wichtige Produktionsquelle für bFGF vor.

Von S. Werner et al. (1992) wurden die 7 verschiedenen Polypeptide der FGF Gruppe [aFGF-1 (aFGF), bFGF-2, FGF-3, FGF-4, FGF-5, FGF-6 und FGF-7 (KGF)] während der Wundheilung auf der mRNA-Ebene lokalisiert. Die mRNA für bFGF zeigte einen Gipfel an Tag 5 (4fach erhöht gegenüber normaler Haut) und hatte sich bis Tag 7 normalisiert; dies ist mit unseren Befunden eines Gipfels an Tag 6 in Wundflüssigkeit durchaus kompatibel. Transkripte für KGF waren am stärksten erhöht (16ofach innerhalb von 24 h im Vergleich zu Kontrollen) und lagen an Tag 7 immer noch 100fach oberhalb der Kontrollwerte. Mittels in-situ-Hybridisierung wurde ein hoher Spiegel an mRNA-Expression in dermalen Fibroblasten und nur geringe Expression in Keratinozyten gesehen; ein Befund, der für einen parakrinen Wirkungsmechanismus bei Keratinozyten spricht. KGF ist wegen seiner spezifischen stimulatorischen Effekte auf Epithelzellen von größerer Potenz als EGF und sein frühes Auftreten ein bedeutsamer Faktor in der Einleitung und Stimulation der epithelialen Proliferation (Finch et al. 1989; Rubin et al. 1989; Marchese et al. 1990; Aaronson et al. 1991; Miki et al. 1991; Longaker et al. 1992; Staiano-Coico et al. 1993; Werner et al. 1992).

bFGF ist kein humoraler Faktor, sondern durch seine Bindung an Basalmembran ein lokal wirksamer Faktor (Klagsbrun 1990; Gospodarowicz 1991). Damit läßt seine Expression direkte Rückschlüsse auf eine lokale Produktion und Aktivität im Rahmen der Angiogenese zu (Folkman u. Klagsbrun 1987; Folkman et al. 1991; Nguyen et al. 1992; Watanabe et al. 1992).

EGF

EGF, TGF-α und EGF-ähnliche Moleküle werden in der frühen Phase der Formation des Clots und im Wundbett durch Makrophagen produziert und stimulieren ebenfalls die Epithelisierung (Rappolee et al. 1988; Grotendorst et al. 1989; King et al. 1990; Finzi et al. 1991; Lynch 1991). In unseren Experimenten wurde EGF im Vergleich zu den anderen Wachstumsfaktoren in vergleichsweise niedrigen Spiegeln gefunden. Dieses entspricht den Angaben in der Literatur (Carpenter u. Wahl 1990). Nach initial grenzwertigen Konzentrationen (0.6 ng/ml) wurden maximal 1,5 ng/ml EGF an Tag 7 erreicht und danach ein leichtes Absinken an Tag 8. Es finden sich also noch ansteigende Werte jenseits des Zeitpunktes einer kompletten Epithelisierung.

Von M. Marikovsky et al. (1992, 1996) war die hohe Mitogenität von Wundflüssigkeit oberflächlicher Exzisionswunden während der ersten 4 Tage mittels Heparinaffinitätschromatographie auf BALB-MK-Keratinozyten untersucht worden. Ein für heparinbindendes EGF (HB-EGF) charakteristischer Aktivitätsgipfel wurde mit 1,1 mol Natriumchlorid eluiert. HB-EGF ist ein strukturelles Mitglied der EGF-Familie und bindet an den EGF-Rezeptor kompetitiv zu EGF. Es ist mitogen für Keratinozyten und hat – im Gegensatz zu EGF und PDGF – die duale Eigenschaft, sowohl Epithelisierung als auch Bindegewebsneubildung zu stimulieren (Higashiyama et al. 1991).

Untersuchungen in vitro zeigten einen Synergismus von HB-EGF mit Insulin und IGF-1, was auch für EGF und seine Kofaktoren IGF-1 oder Insulin bekannt ist (Wille et al. 1984; Pittelkow et al. 1991). Bei IGF-1 Spiegeln von 100–150 ng/ml wurde eine Steigerung der DNA-Synthese bei konstanter HB-EGF-Konzentration für BALB/MK-Keratinozyten um das 30- bis 40fache und für 3T3-Fibroblasten um das 2,5fache gemessen. HB-EGF ist während der ersten 96 h nach Wundinduktion das in den größten Mengen in Wundflüssigkeit vorkommende heparinbindende Mitogen für die getestete Keratinozytenlinie BALB/MK (Marikovsky et al. 1992).

Befunde von sezernierten Faktoren in Wundflüssigkeit erlauben lediglich indirekte Rückschlüsse auf die Regulationsvorgänge der Epithelisierung. In einem simplifizierten Modell für die Epithelisierung wurde von C. M. Stoscheck (1992) die Dynamik der Expression des EGF-Rezeptors (EGF-R) untersucht. Im Zeitverlauf nach Dekeratinisierung von Schwanzhaut bei der Maus wurde festgestellt, daß die Anzahl von EGF-R nach

48 h auf einen Gipfelwert vom 7fachen der Norm erhöht war und danach einen steilen Abfall zeigte. Einen ähnlichen Verlauf ließ freies EGF in den eigenenen Untersuchungen mit einem Maximum an Tag 7 erkennen. Dagegen ist die mRNA-Expression des EGF-Rezeptors bei der Heilung von Spalthautwunden maximal an Tag 1 exprimiert und lediglich bis Tag 5 in Keratinozyten nachweisbar (Antoniades et al. 1993).

Im gleichen Modell zeigte TGF-α, welches ebenfalls an den EGF-Rezeptor bindet, einen synchronen Verlauf zur Rezeptorexpression.

Neue regulatorische Aspekte des EGF-R ergaben sich durch eine strukturelle Assoziation des EGF-R mit Aktinfilamenten des Zytoskelettes (Van Bergen en Henegouwen et al. 1992). Man kann annehmen, daß diese strukturellen Befunde auf zytoskelettale Mechanismen der Zellmotilität im Zusammenhang mit EGF-Wirkungen hindeuten.

TGF-β

TGF-β wird ebenfalls in hohen Spiegeln bereits 24 h nach Verletzung in den Keratinozyten des Stratum basale und Stratum spinosum nachgewiesen, daneben in subkutanem Granulationsgewebe (Cromack et al. 1987; Mansbridge u. Hanawalt 1988; Rodland et al. 1990). Erhöhte Werte wurden nach 3 Tagen in suprabasalen Keratinozyten bestimmt. Die Zellagen von Keratinozyten, die über die Wunde migrieren, zeigen dagegen reduzierte Spiegel an TGF-β (Lynch 1991).

Lokale Behandlung mit TGF-β_1 im Ohrulkusmodell des Kaninchens ließ eine Inhibition der Mitose bei gesteigerter Migration der Keratinozyten erkennen (Chen et al. 1992). Von J. N. Mansbridge u. Hanawalt (1988) wurde nachgewiesen, daß TGF-β einen reversiblen Stop des Wachstums von Keratinozyten hervorruft und dabei eine regenerative Reifung mit Expression von Keratin 6 und 16 induziert. Dagegen wird die Expression von Keratin 1 (normale Keratinisierung) gehemmt.

Das in unserer ELISA-Studie gefundene Maximum tritt an Tag 6 auf (1100 pg/ml), was histologisch mit einer vollständigen Reepithelisierung korreliert. Von Thrombozyten in der Frühphase der Heilung freigesetztes TGF-β vermittelt ein von der Matrix unabhängiges Wachstum und ist in der Lage, einen neoplastischen Phänotyp in mesenchymalen Zellen zu induzieren. TGF-β1 mit oder ohne EGF stimuliert einen vermehrten Phosphoinositmetabolismus und Kalziuminflux in die Zellen (Rodland et al. 1990). Nach 7 Tagen ist in vivo bei der Reepithelisierung ein dramatisches Absinken der Expression gesehen worden (Lynch 1991). Dies ist auch in unseren Untersuchungen an einem steilen Absinken der Konzentrationskurve auf Werte unter 700 ng/ml zu beobachten. Zu diesem Zeitpunkt ist es histologisch bereits zu einer vollständigen Epithelisierung der untersuchten Spalthautwunden gekommen.

TGF-β ist ein potenter Inhibitor der Proliferation der meisten Zellen epithelialen Ursprungs (Pittelkow et al. 1991), hat jedoch auch im Gegensatz dazu fördernde Effekte auf die Kollagen- und Bindegewebssynthese (Mustoe et al. 1987; Beck et al. 1990; Ksander et al. 1990; Quaglino et al. 1990, 1991; Cromack et al. 1991, 1993).

Klinisch bedeutungsvoll ist die ausgeprägte Wirkung auf die Kollagensynthese und Heilung von strahleninduzierten Wunden (Cromack et al. 1993). In einer neueren invivo-Studie mit rekombinantem humanen TGF-β wurde gefunden, daß die Migration, nicht jedoch die Mitose von Keratinozyten in Wunden gefördert wurde (Mansbridge u. Hanawalt 1988). Dagegen waren sowohl Mitose wie Kollagensynthese von Fibroblasten vermehrt (Chen et al. 1992).

Das gemessene Profil sowie die vorliegenden Spiegel von der Isoform TGF-β_2 reflektiert in unseren Versuchen die Bedeutung dieser Substanz als Stimulator der Bindegewebesynthese und Inhibitor der epithelialen Proliferation. Somit kann unter der Einbeziehung der bekannten in-vitro-Daten angenommen werden, daß eine hohe TGF-β-Konzentration ein Stopsignal für die weitere Proliferation von Keratinozyten darstellt. Eine vorrangige Bedeutung scheint TGF-β jedoch im Rahmen der Bindege-websregeneration zu besitzen, wie die Untersuchungen von M. Shah anhand der spezifischen Blockierung und somit Feinregulation der TGF-β-Expression gezeigt haben (Shah et al. 1992). Die Fähigkeit des Faktors, das Wachstum von Keratinozyten in reversibler Form zu unterbrechen und eine regenerative Reifung des Epithels zu induzieren (Mansbridge u. Knapp 1987; Mansbridge u. Hanawalt 1988), verleiht TGF-β wichtige regulatorische Eigenschaften bezüglich Zellteilung, Migration und Zellreifung während der epidermalen Wundheilung und epithelialen Regeneration.

IGF-1

Normale Keratinozyten exprimieren neben TGF-α nur sehr niedrige Mengen an IGF-1. Dagegen produzieren Keratinozyten, die sich in der Nähe der Ränder kutaner Wunden befinden, in der akuten Heilungsphase temporär erhöhte Spiegel an IGF-1, aber auch IL-1 und TGF-β (Jennische et al. 1987, 1992). Während IGF-1 initial vornehmlich dem Plasma entstammt, wurde später eine Expression durch aktivierte Keratinozyten – mit einem Maximum an Tag 3 nach Verletzung -gemessen, die von hypertrophen Veränderungen der Epidermis begleitet war. Von S. E. Lynch wurden autokrine und parakrine Stimulationsmechanismen für IGF-1 von epithelialen Zellen an den Wundrändern postuliert (Lynch 1991). Von Bedeutung sind hierbei auch synergistische Effekte mit anderen Wachstumsfaktoren, insbesondere EGF bzw. heparinbindendem EGF sowie PDGF (Lynch et al. 1989; Marikovsky et al. 1992).

IGF-1 wies in den eigenen Untersuchungen die höchsten meßbaren Spiegel nach 24 h auf (112 ng/ml); an Tag 5 konnte es in der entsprechenden Kammerflüssigkeit nicht mehr nachgewiesen werden. Dieses Absinken auf Nullwerte bereits nach 5 Tagen entspricht nicht der anhand der Literatur zu erwartetenden lokalen Expression durch proliferierende Keratinozyten (Lynch 1991) und weist eher darauf hin, daß das gemessene IGF-1 aus Plasma stammt. Auch in den Untersuchungen von Xu et al. (1995) wurden in interstitieller Blasenflüssigkeit niedrigere Konzentrationen von IGF-1 und seinen Bindungsproteinen als im Serum gefunden. IGF-1 hat Bedeutung als Progressionsfaktor für Zellen in Synergismus mit EGF. Die Induktion der Kompetenz muß vorher allerdings durch PDGF erfolgen (Morgan u. Pledger 1992).

Im Gegensatz zu unseren posttranslationalen Messungen von IGF-1 in Wundflüssigkeit mit fehlendem Nachweis nach Tag 5 ergaben semiquantitative mRNA-Messungen von IGF-1 und IGF-2 in Narbengewebe von Inzisionen und subkutanen Wundzylindern einen substanziellen Anstieg der Expression von Tag 1 bis 2. Das Maximum dieser Expression auf mRNA-Ebene scheint mit dem Vorherrschen von Fibroblasten zusammenzufallen. Die Synthese von IFG-1 in der Wunde wurde durch Fibroblasten (Gartner et al. 1992) und andere lokale Zellen in autokriner wie parakriner Weise beobachtet (Van Wyk 1984; Hansson et al. 1987; Spencer 1988). Neuere Befunde von in-situ-Hybridisierung in einem identischen Modell am Schwein wiesen hohe Werte für die IGF-1- und IGF-1-Rezeptorexpression auf, v.a. durch Keratinozyten der Wundränder bereits an Tag 1, mit einem Maximum an Tag 4 (Antoniades et al. 1993).

IL-1α

IL-1α zeigte in den vorliegenden Untersuchungen ansteigende Konzentrationen bis zu einem Gipfel (8 ng/ml) an Tag 7. Danach erfolgte ein steiles Absinken (rund 4 ng/ml, Tag 8). Im Vergleich zu den gemessenen Serumwerten kann eine Synthese in der Wunde angenommen werden.

Das Polypeptid IL-1 wirkt in nahezu allen Geweben und Organsystemen und ist als Prototyp eines proinflammatorischen Zytokins ein wichtiger Bestandteil für die Physiologie der Haut und die Wundheilung (Dinarello 1991). Haut und insbesondere Keratinozyten enthalten große Mengen an IL-1. Für die Akutantwort bei Verletzungen, inflammatorischen Prozessen und Immunreaktionen ist dies von Bedeutung (Fabre u. Cullen 1989; Partridge et al. 1991; Bigler et al. 1992). Nach Verwundung kommt es vermehrt zur Expression von IL-1 im Gewebe (Ansel et al. 1983). Die Stimulation von Keratinozyten durch IL-1 löst in autokriner Form die Ausschüttung von GM-CSF aus, welches wiederum neutrophile Granulozyten und Makrophagen stimuliert und Effekte auf die Antigenpräsentation von Langerhans-Zellen hat (Kupper et al. 1988). IL1a und IL-1b werden in der Wunde außer durch Keratinozyten auch durch aktivierte Makrophagen und eine Reihe anderer Zelltypen synthetisiert (Morhenn 1988; Mertz et al. 1991; Partridge et al. 1991). In Fibroblasten wird die Synthese von Kollagen-Typ-IV durch IL-1 stimuliert (Matsushima et al. 1985). Ob direkte proliferative Effekte von IL-1 auf Keratinozyten für die beschleunigende Wirkung bei topischer Applikation verantwortlich sind (Sauder et al. 1990; Mertz et al. 1991), wird kontrovers diskutiert; es wird mehr eine indirekte Wirkung via inflammatorische Effekte durch Induktion anderer Wachstumsfaktoren angenommen (Mertz et al. 1991; Partridge et al. 1991).

Neueren Erkenntnissen zufolge wird die IL-1-Expression und -Wirkung in Keratinozyten auch intern über Autoregulationsmechanismen wie die Expression eines IL-1-Rezeptorantagonisten bestimmt, der die Stimulation des IL-1-Rezeptors direkt antagonistisch über spezifische Bindung inhibiert (Bigler et al. 1992).

Im Schwein wurden hochaffine Rezeptoren für humanes rekombinantes IL-1α auf Keratinozyten und Membranen der Haut mittels Radiorezeptorassay nachgewiesen (Sauder et al. 1990). Obwohl keine Literaturangaben zur Homologie von Human- und Schweine-IL-1α vorliegen, kann aus dieser Rezeptoraffinität jedoch eine strukturelle Homologie der beiden IL-1a-Formen vermutet werden. Humanes rekombinantes IL-1 induzierte, experimentell topisch appliziert, eine beschleunigte epitheliale Migration beim Schwein (Mertz et al. 1991).

Unter In-vitro-Bedingungen wurde gezeigt, daß postkonfluente Keratinozyten, die mit verschiedenen Stimulatoren wie Retinoiden und Kalzium zur terminalen Differenzierung angeregt wurden, eine vermehrte Ausschüttung von IL-1 und eine erhöhte IL-1-Rezeptorexpression aufweisen (Blanton et al. 1989). Dies könnte in den eigenen Untersuchungen den signifikanten Anstieg von IL-1α bis zum Tag 7 erklären; parallel dazu verläuft der vollständige Epithelverschluß (100% an Tag 6), mit Zunahme der Epitheldicke (s. Abschn. 3.1.1.2) und somit einer vermehrten horizontalen Proliferation und terminaler Differenzierung. Über die Hauptquelle für IL-1a in unserem Wundmodell können nur Vermutungen angestellt werden, da spezielle lokalisierende Nachweisverfahren, wie z.B. in-situ-Hybridisierungen, nicht durchgeführt wurden. Interessant ist jedoch, daß IL-1α eine zunehmende Konzentration in einer Phase der Wundheilung aufweist, in der die generelle inflammatorische Reaktion und zelluläre Infiltration im subepidermalen Gewebe eine abnehmende Tendenz zeigt. Die einzige zunehmende Zellpopulation ist die der Keratinozyten, so daß eine vermehrte Produktion durch diesen Zelltyp am wahrscheinlichsten ist.

Fazit

Alle Faktoren, die im Rahmen des unmodifiziert verlaufenden Heilungsprozesses gemessen wurden, weisen Konzentrationen im Pikogramm- bzw. Nanogrammbereich (IGF-1) auf. Ein Vergleich mit Literaturdaten zeigt, daß die Kammerflüssigkeit mitotisch wirksame Konzentrationen der gemessenen Faktoren enthält, die auch auf Keratinozyten eine stimulierende Wirkung haben (Marikovsky et al. 1996). Untersuchungen über die mitotische Wirksamkeit der hier in der Kammerflüssigkeit nachgewiesenen Konzentrationen wurden nicht speziell durchgeführt. Die gemessenen Konzentrationen in vivo zeigen jedoch deutliche Unterschiede zu in-vitro-Systemen: Im Falle von EGF, mit maximal 1,5 pg/ml in Kammerflüssigkeit, finden sich etwa 100fach niedrigere Konzentrationen als sie in vitro zur Züchtung von Keratinozyten (100 pg/ml) benötigt werden. Mit diesen, unter experimentellen Bedingungen angewandten Konzentrationen, sollen allerdings auch exponentielle Expansionen des Zellpools in vitro erzielt werden, wie sie im Rahmen von Epithelzüchtungen erforderlich sind (Rheinwald u. Green 1975, 1977; Green 1978, 1991; Green et al. 1979; Barrandon u. Green 1987).

Die vorliegenden Befunde sind für die klinische Behandlung mit exogen zugeführten Wachstumsfaktoren von praktischer Bedeutung. Die Kenntnis der Konzentrationen und Profile beim normal verlaufenden Wundheilungsprozeß stellen eine wichtige Grundlage dar, da sie eine genauere Dosierung und Anpassung von exogen applizierten Wachstumsfaktoren erlauben. Für die klinische Anwendung von Wachstumsfaktoren ist anzunehmen, daß am besten eine Kombination von Wachstumsfaktoren verwendet wird (Lynch et al. 1989 u. 1991; Dvonch et al. 1992). Im Gegensatz zu den empirisch erprobten Kombinationen experimentell eingesetzter Wachstumsafaktoren (Lynch et al. 1987) zeigen die eigenen Daten erstmals die Relation der Konzentrationen von Wachstumsfaktoren, wie sie in der regelhaft ablaufenden Wundheilung zu finden sind.

Die vorliegenden Untersuchungen ergeben, daß die in der Kammer akkumulierte Wundflüssigkeit Wachstumsfaktoren mit zeitabhängigem Profil aufweist. Bis auf das primär im Serum vorhandene IGF-1, das eine sinkende Konzentration auf Nullwerte innerhalb von 5 Tagen zeigt, erreichen alle anderen Faktoren einen Gipfel zwischen Tag 5 (PDGF) und Tag 7 (EGF). Diese Maxima können mit den proliferativen Aktivitäten verschiedener Zellen – insbesondere der Keratinozyten – korreliert werden.

Eine klinische Behandlung von Wundheilungsstörungen setzt Kenntnisse der natürlich vorkommenden Konzentrationen der Wachstumsafaktoren voraus. Damit ließen sich dann Defizite von bestimmten Wachstumsfaktoren bei Wundheilungsstörungen unter Berücksichtigung der physiologischen Daten, wie sie in den eigenen Untersuchungen erstmals im Zeitverlauf erhoben wurden, ausgleichen. Die vorliegenden eigenen Daten zu den vorhandenen Wachstumsfaktorkonzentrationen bestätigen die von Antoniades (1992) beschriebene zeitlich regulierte m-RNA-Expression von Wachstumsfaktoren. Es muß somit für die klinische Behandlung angenommen werden, daß neben einer einfachen Substitution bestimmter Wachstumsfaktoren, der zeitlich angepaßten Applikation eine große Bedeutung zukommt, d.h. daß zur Erzielung des gewünschten positiven Effektes eine adäquate Konzentration von Wachstumsfaktoren zum richtigen Zeitpunkt vorliegen muß. Das Erfordernis einer subtilen Applikation von Wachstumsfaktoren läßt sich auch aus den Arbeiten von E. Eriksson et al. (1989) ableiten, die experimentell zeigten, daß die Effekte von Wachstumsfaktoren in der Wundheilung dosis-abhängig sind.

Darüber hinaus demonstrierten V. M. Dvonch et al. (1992) anhand variabler Akti-vitäten von PDGF und MDGF in Wundflüssigkeit eine kaskadenartige Wirkungs-weise der verschiedenen Faktoren während der Heilung. Somit hat sich neben der bislang angewandten Anwendung von Einzelfaktoren (Brown et al. 1989; Ksander et al. 1990, 1990; Quaglino et al. 1990; Pierce et al. 1991) insbesondere eine Kombinati-onstherapie mit Wachstumsfaktoren (PDGF-2-Homodimer zusammen mit entweder IGF-I oder TGF-α) bewährt. Diese führte im Schwein zu einer vermehrten Bindege-websproliferation bei fehlender Entzündungsreaktion (Lynch et al. 1987, 1989).

Das weite Spektrum von Wundheilungsstörungen und deren vielfältig zugrunde liegenden Ursachen macht eine Kausaltherapie schwierig. Dies ist auch für die Thera-pie mit Wachstumsfaktoren anzunehmen. Im folgenden Abschnitt werden die bekannten Faktoren in der gestörten Wundheilung und die derzeit gültigen Thera-piemöglichkeiten beschrieben.

4.6
Ursachen der gestörten Wundheilung

Nach W. T. Lawrence (1992) wird bei einem Wundheilungsproblem zwischen intrinsi-schen (regionalen Faktoren) und extrinsischen (konstitutionellen, systemischen Faktoren) Ursachen unterschieden (Tabelle 9):

Tabelle 9. Ursachen einer gestörten Wundheilung

Intrinsische Faktoren (regional)	Extrinsische Faktoren (systemisch)
Wundinfektion (Robson et al. 1973)	Hereditäre Ursachen
Fremdkörper (Edlich et al. 1973)	Nutritive Defizite (Thompson et al. 1938)
Ischämie (Hunt u. Pai 1972) Rauchen (Mosely et al. 1978)	Tumorerkrankungen (Devereaux et al. 1979)
Venöse Hypertension (Moosa et al. 1987)	Altern (Grove 1982)
Radiatio (Rudolph et al. 1982)	Diabetes mellitus (Gottrupp et al. 1981)
Mechanisches Trauma (Reichel 1958)	Gelbsucht, Alkoholismus, Urämie (Bayer u. Ellis 1976; Colin et al. 1979; Benveniste u. Thut 1981)
Lokale Toxine (Brennan u. Leaper 1985)	Glukokortikosteroide (Howes et al. 1950)
Malignom (Arons et al. 1966)	Chemotherapeutika (Shamberger 1981)

4.6.1
Intrinsische Faktoren

Wundinfektion
Bei der Wundinfektion ist die inflammatorische Antwort prolongiert, womit sich der Heilungsprozeß verlängert. Die jenseits der entzündlichen Primärphase stattfindenden Prozesse wie Epithelisierung, Wundkontraktion und Kollagenproduktion mit Deposi-tion finden nur verspätet oder gar nicht statt. Die Wundheilung wird erst komplettiert, wenn die Infektion unter Kontrolle ist. Bei der Wundinfektion liegt ein gestörtes Gleich-gewicht zwischen der Anzahl der Bakterien und dem Abwehrsystem des Organismus vor. Normale trockene Haut weist zwischen 10 und 10^3 Bakterien pro Gramm Hautge-webe auf, wohingegen in feuchten Arealen bis zu 10^5 Bakterien pro Gramm Gewebe gefunden werden (Kligman 1965).

Die intakte Haut besitzt natürlicherweise vielfältige Schutzmechanismen gegenüber bakterieller Invasion. Das Stratum corneum stellt eine erste kompakte physikalische Barriere dar. Erst durch feuchtes Milieu wie etwa in mazerierter Haut wird das Wachstum z. B. von Staphylokokken gefördert. Die Talgdrüsen sondern Sekrete ab, die Fettsäuren mit bakterizider und fungizider Aktivität enthalten (Ricketts et al. 1951), die ebenso wie der saure pH-Wert die Kolonisation und Invasion limitieren. Das Immunsystem trägt mit vielfältigen Aktivitäten wie phagozytierenden neutrophilen Granulozyten, Makrophagen und Antikörper-produzierenden B-Lymphozyten, die zusammen mit Komplement zur Zerstörung von Bakterien führen, zu weiteren Schutzmechanismen gegen bakterielle Invasion bei. Wird die Keimzahl von 10^5 Keime pro Gramm Gewebe überschritten, liegt eine Infektion vor (Robson et al. 1973). In der Mehrzahl der Fälle sind die Quellen der Infektion nach Verbrennungen und abdominalchirurgischen Eingriffen endogener Natur (Phillips et al. 1989). Der klinische Wert dieser Grenze wurde in zahlreichen Untersuchungen bestätigt. Wunden mit Bakterienzahlen unterhalb dieser Grenze heilen in der Regel ohne Infektion. Bei signifikanten Bakterienzahlen wird ein sekundärer Wundverschluß oder eine temporäre Deckung empfohlen (Robson u. Heggers 1970).

Fremdkörper
Ein Fremdkörper per se ist nicht in der Lage, den redundanten Mechanismus der Wundheilung zu unterbrechen, sondern er fördert indirekt durch bakterielle Besiedelung und Wachstum eine Wundinfektion, die dann wiederum sekundär eine Heilungsstörung induziert. Kunststoffmaterialien wie chirurgisches Nahtmaterial und Implantate unterstützen in unterschiedlichem Ausmaß die Ausbildung bakterieller Infektionen (Lawrence 1992). Wie die klassische klinische Erfahrung beim subkutanen Hämatom zeigt, besitzen biologische „Nährböden" eine hohe Potenz, Infektionen zu fördern. In diesen Fällen besteht ein prophylaktisches oder kuratives Vorgehen nur in der radikalen Entfernung des Fremdkörpers.

Ischämie
Regionale Ulzerationen der Haut sind meistens Manifestationen einer systemischen vaskulären Erkrankung. Die bestehende vaskuläre Insuffizienz führt durch mangelnden Perfusionsdruck zu einem drastischen Absinken der Gewebeoxygenierung und Substratversorgung (Hunt et al. 1967; Hunt u. Pai 1972). Anämie allein erzeugt jedoch noch keine Gewebehypoxie (Hunt et al. 1967), sondern es sind weitere vaskuläre Faktoren wie Gefäßläsionen oder lokale Atherosklerose maßgeblich (Lawrence 1992). Eine adäquate Oxygenierung ist für aerobe Energiegewinnung und Metabolismus und somit auch für eine regelrechte Heilung unabdingbar. So konnte von P. J. Sheffield (1985) gezeigt werden, daß die Sauerstoffspannung von nichtheilenden Wunden mit einem pO_2 von 5–20 mmHg signifikant unter den Werten von Kontrollen mit einem pO_2 von 30–50 mmHg lag. Wichtige zelluläre Funktionen wie die Rate der Fibroblastenproliferation (Sheffield 1985), die Hydroxylierung von Lysin und Prolin (Udenfried 1966), die Bruchfestigkeit der Wunde (Stephens u. Hunt 1971) und die Resistenz gegenüber bakteriellen Infektionen (Knighton et al. 1984) werden durch die Sauerstoffspannung beeinflußt. Lediglich die Angiogenese erfährt bei Hypoxie eine Stimulation (Knighton et al. 1981).

Rauchen

Die Exposition gegenüber Nikotin wie beim Inhalationsrauchen führt zur Einschränkung der Gewebeperfusion über eine Reduktion des kapillären Blutflusses. Für die Wundheilung bedeutet dies eine erhebliche akute oder chronische Einschränkung der Perfusion mit sämtlichen Folgeerscheinungen wie Erhöhung des Kohlenmonoxydanteils und Verschiebung der Sauerstoffbindungskurve nach links sowie Carboxyhämoglobinbildung (Mosely et al. 1978; Forrest et al. 1987).

Venöse Hypertension

Die Mehrzahl der chronischen Unterschenkelulzera sind Resultat einer chronisch-venösen Insuffizienz bzw. der daraus folgenden Hypertension (Young 1983; Tania u. Dover 1991). Die charakteristischen Hautveränderungen, die zu den bekannten Ulzerationen führen, entstehen auf dem Boden eines vermehrten Rückstromes in das venöse Kapillarbett zur Ödembildung. Sekundär lagert sich Fibrin um die Kapillaren, was zur gestörten Transmission von Sauerstoff und trophischen Faktoren führt (Moosa et al. 1987).

Radiatio

Ionisierende Strahlung kann biologische Zellfunktionen direkt durch absorbierte Energie oder indirekt durch die sekundäre Ionisierung von intrazellulärem Wasser mit Bildung von freien Radikalen stören. Am häufigsten werden Strahlendosen in fraktionierten Anteilen (20–30) von je 200–300 rad über eine Gesamtzeit von 5 bis 6 Wochen (Gesamtstahlendosis 6000 rad) verabreicht. Als Frühreaktion finden sich inflammatorische Zeichen mit Erythem, Schwellung, Überwärmung und Druckschmerz. Bei Dosen oberhalb von 4000 rad kommt es meist zur Abschälung der Epidermis und Bildung von Blasen mit Ulzeration. Nach Abschluß der Behandlung heilen diese Ulzera i. allg. ab (Lawrence 1992). Chronische Veränderungen entwickeln sich nach diesen frühen Reaktionen und sind durch Ausdünnung, z. T. mit dysplastischen Keratinozyten, Teleangiektasien, Induration und Pigmentation der Haut gekennzeichnet (Rudolph et al. 1982). Es besteht eine Disposition zur Ulzeration mit nur geringer Fähigkeit zur Kontraktion und Reepithelisierung, aber langfristig eine ausgeprägte Tendenz zur Chronizität und malignen Entartung. Histologisch finden sich vielfältige Veränderungen wie myointimale Proliferation von Arteriolen des subdermalen Plexus und Fibrose der Dermis. Auf zellulärer Ebene bestehen ultrastrukturelle Schädigungen, z.B. von Fibroblasten mit Degeneration von Mitochondrien, zytoplasmatischer Vakuolisierung, kristallinen Einschlüssen und Erweiterungen des endoplasmatischen Retikulums. Die Ursachen der gestörten Wundheilung von strahlengeschädigter Haut liegen also zum einen in der direkten Zellschädigung, zum anderen in der Abnormalität des Stromas, welches die normale Migration von inflammatorischen und mesenchymalen Zellen inhibiert. Darüber hinaus findet sich eine relative Gewebehypoxie mit sich daraus entwickelnden Folgeschäden (Lawrence 1992).

Mechanisches Trauma

Die repetitive Traumatisierung von anästhetischen Arealen – wie beim Dekubitalulkus von rückenmarksverletzten Patienten – ist eine der häufigsten Ursachen von chronischen Wunden. Die Läsionen finden sich mehrheitlich in den prominenten Arealen über Knochen (Trochanter, Sakrum) (Shannon 1982; Allman et al. 1986; Allman 1989; Robson et al. 1992). Eine lokale Ischämie mit sekundärem Effekt von Reibungs- und Scherkräften

(Reichel 1958) führt zu den bekannten klinischen Phänomenen. Wird der kapilläre Füllungsdruck vom außen einwirkenden Gewebedruck überschritten, kommt es zum Kollaps der Kapillaren und zu eingeschränktem Blutfluß. Die Höhe der iatrogenen Kompression und die Zeitdauer der Einwirkung bestimmen das Ausmaß der sekundär entstehenden Gewebeschäden. Lange anhaltende niedrige Druckkräfte induzieren mehr Schäden als kurzfristig bestehende hohe Drücke. Präventive Maßnahmen bestehen daher in der Beseitigung der Druckbelastung durch regelmäßige Umlagerung (Kosiak 1959). Beim Diabetiker finden sich charakteristische, neurogen bedingte Ulzera in den unteren Extremitäten, insbesondere über den Metatarsalköpfen. Aufgrund der gestörten Sensibilität im Rahmen der diabetischen Neuropathie werden unwillkürliche Gewichtsentlastungen nicht mehr durchgeführt und somit eine prolongierte lokale Gewebsischämie mit sekundärer Nekrosebildung gefördert.

Lokale Toxine
Studien zeigen, daß Waschungen von Wunden mit Desinfektionsmitteln vermehrt zu Infektionen und Wundheilungstörungen führen können (Rodeheaver et al. 1982). Für Chlorhexidin wurde in einem Schweinemodell gezeigt, daß es die Heilung von Hautwunden inhibiert (Saatman et al. 1986). Natriumhypochlorit hat einen direkten toxischen Effekt auf Zellen in der Wunde (Kozol et al. 1988). Unter allen Desinfektionsmitteln scheint Ethanol die weitaus größte Gewebetoxizität zu besitzen (Brennan u. Leaper 1985).

Chemotherapeutika sind für ihre Gewebetoxizität bei paravasaler Injektion bekannt. Doxorubicin erzeugt ischämisch erscheinende Ulzera mit nekrotischem Wundgrund, die nur sehr protrahiert oder gar nicht heilen (Luedke et al. 1979). Der genaue Mechanismus ist unklar; es wird aber neben direkter Zelltoxizität mit Inhibition der Zellproliferation auch eine Hemmung der Wundkontraktion in Erwägung gezogen (Rudolph et al. 1979). Ferner wurden Wundheilungsstörungen nach Gabe von Pentazocin (lokale nekrotisierende Vaskulitis) und bei Spinnenbissen beobachtet (Cosman et al. 1977; Wasserman u. Anderson 1983, 1984).

Malignom
Ursachen von Wundheilungsproblemen können maligne neoplastische Veränderungen sein, wie z.B. Basalzellkarzinome, Plattenepithelkarzinome, Malignome der Anhangsgebilde oder maligne Melanome. Basaliome und Plattenepithelkarzinome können sich auch in chronischen Wunden anderer Ätiologie bilden. Das in chronisch instabilen Narben nach Jahrzehnten entstehende Karzinom, das sog. Marjolin-Ulkus, zeichnet sich durch besondere Aggressivität aus (Arons et al. 1966). Kutane Manifestationen anderer maligner Erkrankungen wie Hautmetastasen oder maligne Lymphome stellen weitere Ursachen von Wundheilungsproblemen dar (Lawrence 1992).

4.6.2
Extrinsische Faktoren

Hereditäre Ursachen
Das Ehlers-Danlos-Syndrom (Cutis hyperelastica) ist eine Erkrankung mit abnormer Kollagensynthese. Es gibt wenigstens 10 verschiedenene Typen, und zumindest für den Typ IV ist eine gestörte Synthese des Typ-III-Kollagens gesichert (Wenstrup et al. 1991).

Die klassischen Symptome der Erkrankung sind dünne, laxe, brüchige Haut mit prominenten Venen, hyperextendierbaren Gelenken und Zwiebelschalennarben, die mit dünnem, silbrig schimmerndem atrophischen Epithel bedeckt sind. Je nach Ausprägung der Erkrankung ist die Haut lediglich dünn oder aber – wie in schweren Verläufen – extrem vulnerabel. Neben den bekannten gastrointestinalen Erscheinungen wie Hiatushernie, Dünndarmdivertikel oder Rektumprolaps finden sich bei den gravierenden Formen Aneurysmen, Mitralklappenprolaps, Kornea- und Gelenkluxationen.

Mit Epidermolysis bullosa wird eine blasen- und ulzerationenbildende Erkrankung der Epidermis bezeichnet, die in autosomal dominanter oder autosomal rezessiver Form auftritt. Die zugrunde liegende Ursache ist ein Defekt in der Gewebeadhäsion innerhalb von Epidermis, Basalmembran oder Dermis, mit Separation der Gewebeschichten und Blasenbildung bereits bei minimalem Trauma. Bei den Subtypen sind unterschiedliche anatomische Areale in abweichender Schwere betroffen.

Einige hereditäre Erkrankungen der Weichgewebe, z.B. das Marfan-Syndrom, können Wundheilungsprobleme mit sich bringen. Das Marfan-Syndrom ist durch einen Defekt elastischer Fasern gekennzeichnet, der zu den typischen Erscheinungen (Arachnodaktylie, laxe Bänder, Aneurysma dissecans der Aorta asc.) führt. Biochemisch finden sich Fragmentationen der elastischen Fasern (Abraham et al. 1982) und ein Mangel an Fibrillin (Godfrey et al. 1990). Ebenso wie bei der Osteogenesis imperfecta, einer Kollagengenmutation (Barsh et al. 1982), können chirurgische Eingriffe erfolgreich ausgeführt werden. Progerie (Werner-Syndrom) und Homozystinurie können wegen ihrer dermalen Manifestationen und atherosklerotischen Veränderungen zu Wundheilungsproblemen und Hautulzerationen führen. Bei der Homozystinurie liegt offensichtlich ein bislang nicht genau definierter Defekt im Kollagencrosslinking als Ursache von Wundheilungsproblemen vor (Lawrence 1992).

Nutritive Defizite

Die negativen Effekte einer Mangelernährung auf die Wundheilung sind gesichert, wobei insbesondere der Proteinkatabolismus eine signifikante Rolle spielt (Thompson et al. 1938). Uneinigkeit besteht darüber, ob einzelne Aminosäuren wie Methionin, Cystin oder Arginin in der Lage sind, einen solchen Mangelzustand auszugleichen (Williamson et al. 1951; Seifter et al. 1978).

Bei Mangel an Fetten und Kohlenhydraten werden Proteine zur Energiegewinnung verstoffwechselt und somit ein relatives Defizit an Protein für wichtige metabolische Funktionen der Wundheilung erzeugt. Aber auch essentielle Fettsäuren sind für eine normale Wundheilung notwendig (Hulsey et al. 1980). Verschiedene Vitaminmangelzustände sind als Ursachen einer gestörten Wundheilung beschrieben worden.

So ist die posttranslationale Hydroxylierung von Lysin- und Prolinresten des Kollagenpolypeptidmoleküls außer von Eisen, Sauerstoff und α-Ketoglutarat abhängig von Vitamin C als wichtigem Kofaktor (Murad et al. 1981). Die abnorme Hydroxylierung und Vernetzung des Kollagenmoleküls ist Urache der verminderten Wundreißkraft bei Mangelzuständen der erwähnten Substanzen. Allerdings scheint die Wundkontraktion durch eine Vitamin-C-Mangel nicht beeinträchtigt zu sein (Grillo u. Gross 1959).

Vitamin A ist ebenfalls für eine normale Wundheilung notwendig. In Vitamin-A-defizienten Tieren ist die Epithelisierung verlangsamt und die Kollagensynthese ebenso wie das Crosslinking reduziert (Freiman et al. 1970). Ein Mangel an Thiamin, einem Bestandteil des Vitamin-B-Komplexes, erwies sich als limitierender Faktor in einem experimentellen Tiermodell für die Wundheilung (Alvarez u. Gilbreath 1982). Wenngleich andere Vitamine offensichtlich weniger bedeutsam in der Wundheilung sind, können sie doch, wie z.B. Vitamin K, indirekt über andere Mechanismen (Gerinnung) die Heilung beeinflussen.

Mineralien und Katalysatoren wie Magnesium, Kupfer, Kalzium, Selen und Mangan sind als Kofaktoren von verschiedenen Enzymreaktionen an den biologischen Elementen der Wundheilung beteiligt. Ein bedeutender Faktor ist Zink, nicht zuletzt wegen seiner Rolle als Kofaktor der DNA-Polymerase und reversen Transkriptase (Lawrence 1992). Mangelzustände beeinträchtigen die Bildung von Granulationsgewebe (Fernandez-Madrid et al. 1973).

Tumorerkankungen
Maligne Tumoren können im Rahmen der bestehenden Kachexie die Wundheilung beeinträchtigen. Der Metabolismus tumorerkrankter Patienten kann erheblich verändert sein. Der Glukoseumsatz ist in vielen Fällen erhöht und mit einer Glukoseintoleranz und daraus resultierendem insuffizientem Energieumsatz verbunden (Chlebowski u. Heber 1986). Der Proteinmetabolismus ist häufig betroffen und durch einen Abbau von Muskelprotein, hepatischer Glukoneogenese und intrahepatischer Proteinsynthese gekennzeichnet (Kurzer u. Meguid 1986). Diese katabolen Zustände tragen zu einem internen nutritiven Defizit bei, das einen negativen Einfluß auf die Heilung hat.

Altern
Die im Alter reduzierten oder verlangsamt ablaufenden biologischen Prozesse spiegeln sich auch in einer verzögerten Wundheilung wider. Wundkontraktion (DuNuoy u. Carrell 1921; Goodson u. Hunt 1979), Zellfunktionen (Howes u. Harvey 1932; Colige et al. 1990), Epithelisierung (Kligman 1979; Grove 1982; Holt et al. 1992) und Formation von Granulationsgewebe (Vijanto 1969) sind im Alter vermindert.

Diabetes mellitus
Die Erkrankung disponiert zu vielfältigen Wundheilungskomplikationen. Mikroangiopathie, Neuropathie und die Prädisposition für Infektionen stellen die wesentlichen Ursachen dar. Die Syntheserate für Kollagen (Goodson u. Hunt 1977), Wundfestigkeit (Prakash et al. 1974) und Vaskularisation (Arquilla et al. 1976) sind vermindert. Der Prozeß der Epithelisierung scheint nicht betroffen zu sein (Lawrence 1992). Es wird vermutet, daß der primäre Defekt in der Wundheilung des nicht kontrollierten Diabetes mellitus in einer gestörten Leukozytenfunktion liegt (Bagdade et al. 1974). Damit erklärt sich möglicherweise auch die 5fach erhöhte Infektionsrate chirurgischer Wunden beim Diabetiker (Cruse u. Foord 1973). Somit ist die experimentell beobachtete verminderte Kollagensynthese diabetischer Tiere eher Folge einer eingeschränkten Entzündungsreaktion mit verminderter proliferativer Heilungsphase als einer direkten Störung der Kollagensynthese (Carrico et al. 1984).

Die vaskulären und mikrovaskulären Störungen beim Diabetes führen zu einer verminderten Gewebeperfusion mit entsprechender Einschränkung des Heilungspotentials. Neuropathisch bedingte Einschränkungen der Sensibilität begünstigen rezidivierende Traumen der betroffenen Hautareale, und auf dem Boden der zusätzlich vorliegenden Angiopathie kommt es zu den bekannten Erscheinungen der diabetischen kutanen Ulzera (Mast 1992).

Gelbsucht, Alkoholismus, Urämie
In zahlreichen Studien wurden negative Effekte einer obstruktiven Hyperbilirubinämie auf die Wundfestigkeit und Kollagensynthese (Cruse u. Foord 1973; Bayer u. Ellis 1976; Greaney et al. 1979; Arnaud et al. 1981) nachgewiesen.

In einem experimentellen Modell in der Maus mit chronischer Alkoholintoxikation konnte eine verlangsamte Zellproliferation und Kollagenformation nachgewiesen werden (Benveniste u. Thut 1981).

Unter dem Einfluß von chronischer Urämie zeigte sich in tierexperimentellen Untersuchungen eine verminderte Festigkeit intestinaler Anastomosen (Colin et al. 1979) und klinisch beim Menschen ein verminderter Hydroxyprolingehalt von Hautwunden (Goodson et al. 1982).

Glukokortikosteroide
Patienten, die längere Zeit Glukokortikoide erhalten, zeigen charakteristische Veränderungen wie dünne, fragile Haut und behinderte Heilung (Howes et al. 1950). Der Effekt der Glukokortikoide auf die Wundheilung wurde durch die Inhibition der Kollagen- und Proteinsynthese nachgewiesen (McCoy et al. 1980). Dabei ist der hemmende Einfluß größer auf normale Hautfibroblasten als auf Fibroblasten aus Keloiden, was Bedeutung für die therapeutische Anwendung hat (McCoy et al. 1980). Ebenso verstärken Glukokortikoide die Kollagendegradation (Ketchum et al. 1967) und inhibieren zelluläre Mechanismen des Wundschlusses, der Kontraktion und der Epithelisierung (Hunt et al. 1969).

Chemotherapeutika
Chemotherapeutika und Zytostatika beeinträchtigen die zelluläre Proliferation von Mesenchymzellen und inflammatorischen Zellen. Die durch myelotoxische Effekte induzierte Leuko- und Thrombozytopenie hat somit auch einen negativen Einfluß auf die lokale Produktion von Wachstumsfaktoren und Zytokinen. Verschiedene Substanzen sind hinsichtlich ihrer Einflüsse auf die Wundheilung experimentell untersucht worden. Cyclophosphamid, Methotrexat, Carmistin und Doxorubicin zählten dabei zu den potentesten Inhibitoren der Wundheilung (Shamberger et al. 1981). Allerdings konnten klinische Untersuchungen am Menschen keinen eindeutigen Hinweis erbringen, daß diese Substanzen sowie Thiotepa, Fluorouracil, Vincristin, Dactinomycin, Mercaptopurin und Cisplatin die Wundheilung signifikant beeinflussen. Ob das Immunsuppressivum Ciclosporin ein wesentlicher Inhibitor der Wundheilung ist, konnte nicht nachgewiesen werden (Fishel et al. 1983; Nemlander et al. 1983).

4.7
Theraple von Problemwunden

Systemische Therapie der zugrundeliegenden Störung
Im allgemeinen gelten die therapeutischen Regeln zur Therapie interner Krankheiten. Vor der Therapie steht die sorgfältge Diagnostik der Störung, um spezifische Ursachen zu erkennen, wie sie für die einzelnen Erkrankungen in Abschnitt 4.6 dargestellt wurden. In der Mehrzahl der Fälle, wie z.B. bei den Volkskrankheiten Diabetes mellitus und venöser Insuffizienz oder genetisch verankerten Störungen, ist dies jedoch noch nicht ursächlich möglich. Andererseits kann z.B. die Substitution bei Vitaminmangelerkran-

kungen oder die Einstellung eines Diabetes mellitus zur Therapie der Wundheilungsstörung wesentlich beitragen.

Lokale Behandlung der intrinsischen Faktoren
Hier steht eine Vielzahl von Methoden zur Beherrschung des lokalen Wundheilungsproblems zur Verfügung:

Verbände
Die Behandlung richtet sich nach der Genese der Wundheilungsstörung. Wunden, die
nekrotisches Material enthalten, bedürfen eines radikalen chirurgischen Débridments.
Ist dies nicht möglich, können konservative Maßnahmen wie die sog. feucht-trockene
Wundbehandlung angewendet werden (Lawrence 1992). Hierbei werden nasse, mit phy-
siologischer Kochsalzlösung getränkte, Kompressen auf die Wunde aufgebracht. Die
Nekrosen werden dann nach Antrocknen der Wundauflage mit dem Verbandswechsel
entfernt und so ein sauberer Wundgrund erzielt.

Oberflächliche Hautwunden, die durch Abrasion oder Spalthautentnahmen entstehen, heilen primär durch Epithelisierung. Ziel ist es daher, diesen Prozeß zu fördern. Mit
Okklusiv- oder Semiokklusivverbänden wird ein feuchtes Milieu erhalten, welches optimale Heilungsbedingungen für diese Wunden darstellt (Winter 1962, 1964; Winter u. Scales 1963). Mit der Okklusion unter den derzeitigen „interaktiven" Verbänden muß jedoch
insbesondere bei kontaminierten Wunden mit einer erheblichen Vermehrung der Bakterien gerechnet werden. Bei unkomplizierten Wunden scheint dies klinisch nicht von
Bedeutung zu sein (Hutchinson 1989; Hutchinson u. McGuckin 1990; Hutchinson u. Lawrence 1991). Auch eine lokale bakterielle Kontamination einer Wunde kann allein durch
eine Wundabdeckung reduziert werden. Wird die Läsion für mehr als 4 Tage kontinuierlich verbunden, kommt es oftmals zu einer signifikanten Verminderung der Keimzahlen, wie erstmals im Vietnamkrieg festgestellt und später experimentell bestätigt wurde
(Edlich et al. 1969).

Eine neue und effiziente Methode in der Behandlung von Problemwunden besteht in
der Vakuumversiegelung, wobei durch Sog an einem Kompositverband aus einem Poly-
urethanschwamm und einer okklusiven Folie ein subatmosphärischer Druck (etwa 125
mmHg unter Umgebungsdruck) und ein nach außen gerichteter Sekretfluß erzeugt werden. Klinische Studien zeigen eine hohe Effizenz durch signifikante Reduktion des
Ödems, verbesserte regionale Durchblutung und Anregung der Granulation bei der
Mehrzahl der chronischen und komplizierten Wunden (Argenta u. Morykwas 1997).

Antibiotika und Chemotherapeutika
Bei Wundheilungsstörungen auf dem Boden einer nachgewiesenen Infektion ist es erforderlich, die Keimzahl zu reduzieren. Neben den oben genannten Maßnahmen ist eine
antibiotische Behandlung angezeigt. Nicht einheitlich beurteilt wird die Frage, ob eine
primäre systemische Antibiotikatherapie für die lokale Beherrschung der bakteriellen
Kontamination ausreichend ist. Für die Behandlung von phlegmonösen Umgebungsre-
aktionen sind systemische Antibiotikagaben wirksam, ebenso bei immunkompromittierten Patienten zur Vorbeugung einer Phlegmone und Sepsis. Von einigen Autoren
wird aufgrund experimenteller Daten der topischen Applikation von Antibiotika zur
Reduzierung der Keimzahl in der Wunde der Vorzug gegeben (Robson et al. 1974). Klinische Studien belegen, daß insbesondere in Problemwunden mit Infektionen, die auf-

grund schlechter Perfusion von systemisch applizierten Antibiotika nicht in ausreichenden Konzentrationen erreicht werden (z.B. Osteomyelitis), mit lokal applizierten degradierbaren Medikamententrägern (Kollagenvliese) hohe lokal wirksame Antibiotika-Spiegel (Gentamicin) erzielbar sind (Stemberger et al. 1997).

Verbrennungen und infizierte Wunden können entweder lokal antiseptisch, lokal antibiotisch oder systemisch antibiotisch behandelt werden.

Fokal nichtnekrotisierende Infektionen werden in der Regel durch *S. aureus* oder *S. pyogenes* hervorgerufen und sprechen auf penicillinasefeste Antibiotika (Di-/Flucloxacillin, Roxithromycin, Cefotaxim, Levofloxacin) an.

Diffuse Entzündungen gehen auf *Streptokokken* der Gruppe A oder auch *S. aureus* zurück. Schwere Verlaufsformen, insbesondere bei immunkompromittierten Patienten mit massiver und rascher Ausbreitung im Gewebe entstehen durch lytische Enzyme und Toxine, die insbesondere von *S. aureus* und *Streptokokken der Gruppe A* stammen.

Eine lokale entzündliche Infiltration ohne Gewebseinschmelzung kann oral oder systemisch mit Antibiotika behandelt werden. Schreitet diese in Form eines nekrotischen Gewebeunterganges fort, so werden ein lokales Débridment und systemische Antibiotikagabe erforderlich.

Der pH-Wert und die Zusammensetzung des Wundmilieus sollten heute beim Einsatz von Antibiotika berücksichtigt werden. Antibiotika sind chemisch Säuren oder Basen, die je nach pH-Wertänderungen entweder in ionisiertem geladenen oder nicht-ionisiertem ungeladenen Zustand vorliegen. Je nach pH-Wert ändert sich somit auch das Verhältnis von geladener zu ungeladener Fraktion, was wiederum Einfluß auf Pharmakokinetik und Pharmakodynamik des Antibiotikums hat. Wie die pH-Wert-Analysen der vorliegenden Studie demonstrieren, durchlaufen die pH-Werte der Wundflüssigkeit bereits bei der normalen unkomplizierten Heilung von Spalthautwunden einen weiten Bereich von alkalisch (pH 8,5) bis azidisch (pH 5,5).

In einer Studie zur Hemmkonzentration von 7 gegen Anaerobier wirksamen Antibiotika zeigte sich, daß lediglich 2 Substanzen – Metronidazol und Piperazillin/Tazobactam – über den gesamten getesteten pH-Bereich (pH 7-5,5) ihre hohe Wirksamkeit bei niedrigen minimalen Hemmkonzentrationen behielten (Winstanley et al.1992). Auch einige Chinolone (z.B. Ofloxacin, Levofloxacin) zeigen im genannten pH-Bereich eine hohe Stabilität sowie gute Löslichkeit und erzielen therapeutische Spiegel, die über den erhöhten (pH-Wert bedingt) minimalen Hemmkonzentrationen liegen. In der antibiotischen Behandlung von infizierten Problemwunden sollte auf die pH-Wert-Stabilität der eingesetzten Substanzen geachtet werden. Da prinzipiell alle Erreger einschließlich grampositiver und Anaerobier auftreten können, sollte das Spektrum des Antibiotikums diese Keime erfassen. Insbesondere dann, wenn eine Infektion im tiefen Gewebe angenommen werden muß und ein Antibiogramm noch nicht vorliegt.

Lokal wirksame antibakterielle Substanzen stellen eine der wesentlichen Säulen in der antiseptischen Behandlung von Verbrennungen dar. Das Sulfonamid Mafenid, wegen eines breiten Wirkungsspektrums und guter Penetration bei Verbrennungen eingesetzt, hat den Nachteil, erhebliche Schmerzen zu verursachen und eine metabolische Azidose auszulösen. Silbernitrat, als die älteste wirksame Breitspektrumsubstanz, ruft Verfärbungen des Gewebes hervor und induziert bei größeren Arealen Hypochlorämie und Hyponatriämie (Waymack u. Pruitt 1990). Silbersulfadiazin wurde entwickelt, um die Vorteile der beiden vorgenannten Substanzen zu kombinieren, es begünstigt zusätzlich die Epithelisierung (Geronemus et al. 1979). Sowohl 0,5%ige Silbernitratlösung als auch Mafenid sollen dagegen die Epithelisierung inhibieren (Bellinger u. Conway 1970; Monafo u. Freedman 1987).

Andere antibakteriell wirksame Substanzen, die vornehmlich außerhalb der Verbrennungstherapie Anwendung finden, sind Nitrofurazon und Gentamicin. Insbesondere bei der Anwendung auf infizierter Haut ruft Nitrofurazon häufig allergische Reaktionen hervor, Gentamicin begünstigt insbesondere bei Pseudomonas aeruginosa die Resistenzentwicklung. Die Anwendung von Desinfektionsmitteln sollte wegen der toxischen Wirkung auf das Gewebe vermieden werden (Rodeheaver et al. 1982; Brennan u. Leaper 1985; Saatman et al. 1986; Kozol et al. 1988). Ein weiteres lokal applizierbares Chemotherapeutikum, das zwar bakterio- nicht aber zytotoxische Effekte zeigt, ist Taurolidin. Erste Ergebnisse bei der topischen Wundbehandlung liegen vor (Teschner 1996).

Von M. C. Robson u. Heggers (1970) wurde die Bedeutung der lokalen Keimzahlbestimmung im Gewebe herausgestellt. Bei Keimzahlen von unter 100.000 cfu pro mg Gewebe kann ein sekundärer chirurgischer Wundverschluß in über 90% der Fälle erfolgreich ausgeführt werden. Gleiches gilt für die Einheilungsrate von Hauttransplantaten (Krizek et al. 1967).

Besonders problematisch ist dies bei Patienten mit Verbrennungen. Hier treten auch nach Abheilung oder Transplantation nicht selten multifokale follikuläre Staphylokokkenabszesse oder massive Hypergranulationen auf. In erster Linie sollte hier lokal mittels Débridment und topisch mit antiseptischen und antibakteriellen (Mupirocin) Maßnahmen behandelt werden. Bei Therapieresistenz, v. a. bei methicillinresistentem S. aureus und systemischen Infektionserscheinungen, die bis zum „Toxic-shock-Syndrome" reichen können, bleibt oftmals nur als ultima ratio die systemische Eradication mit Vancomycin oder Teicoplanin (Gang et al.1996; Pruitt et al.1998).

Mit der aktuellen Problematik weltweit steigender Antibiotikaresistenzraten erhält die lokale antiseptische Wundbehandlung eine zunehmende Bedeutung. Bereits seit dem letzten Jahrhundert wird Iodid wegen seiner antibakteriellen Effektivität eingesetzt (Shelanski u. Shelanski 1956). Das antibakterielle Spektrum ist breit, seine Wirksamkeit gegenüber Methicillin-resistentem Staphylococcus aureus und Enterococcus sp. ist nachgewiesen. Trotz der lang dauernden Anwendung sind Resistenzen bislang nicht beobachtet worden, ebenso wenig negative Effekte auf die Mechanismen der Wundheilung (Fleischer u. Reimer 1997).

In den letzten Jahren werden Liposomen zunehmend als neuartige Medikamentenapplikationssysteme eingesetzt. In Wunden bilden Liposomen einen feuchten molekularen Film auf der Oberfläche und daneben ein Mikroreservoir für Medikamente. Erste tierexperimentelle Ergebnisse deuten darauf hin, daß bei gleichzeitiger antimikrobieller Effizienz der inkorporierten Substanz (PVP-Iod) eine deutliche Verbesserung der Wundheilung durch das Feuchtmilieu entsteht (Reimer et al.1997).

Chirurgische Maßnahmen
Bei abgestorbenen oder mangelperfundierten Geweben reichen lokale Maßnahmen zur Wundbehandlung nicht mehr aus. In röntgenbestrahlten Gebieten z.B. kann eine Infektion kaum noch kontrolliert werden. Osteomyelitische Herde stellen ein weiteres Beispiel

chronischer Wundheilungsstörungen dar. In diesen Problemwunden ist die Duchblutung marginal, mit daraus resultierender Gewebehypoxämie. Bei beiden muß ein sorgfältiges Débridment zur Entfernung der nekrotischen Bezirke gefordert werden, um die natürlichen Wundheilungsvorgänge zu beschleunigen.

Lappenplastiken. Mit gestielten (Stark 1946; Ger 1977) oder freien Muskel- und myokutanen Lappenplastiken (Godina 1986) ist es möglich geworden, Gewebe mit exzellenter Durchblutung in diese Defektareale zu bringen und den Verschluß solcher vormals „unheilbaren" chronischen Wunden zu erzielen. N. Chang u. S. J. Mathes (1982) zeigten, daß Muskellappen eine höhere Sauerstoffspannung und insgesamt mehr Resistenz gegenüber bakterieller Infektion aufwiesen als lokale Random-pattern-Hautlappen. Auch werden lokal angiogenetische Effekte und die Freisetzung von Wachstumsfaktoren induziert (Vogt et al.1998).

Revaskularisation. Bei Vorliegen von Ulzerationen im Rahmen peripherer vaskulärer Erkrankungen und Versagen konservativer Therapie kann die Revaskularisierung nach gefäßchirurgischen Grundsätzen in Kombination mit plastisch-chirurgischer Deckung des Hautdefektes indiziert sein (Dabb u. Davis 1984). Venöse Ulzera erfordern vorrangig vor der Hauttransplantation die Behandlung der venösen Hypertension, entweder durch Kompression oder durch die Ligatur von Perforansvenen, womit die Suaerstoffspannung im Gewebe deutlich erhöht wird (Linton 1953). Bei arterieller Insuffizienz kann die Ermittlung des Knöchel-Arm-Index für die Prognose hilfreich sein: Ulzera mit einem Index unter 0,45 heilen nicht ohne Revaskularisation, und es sollte daher bei diesem Befund umgehend eine Angiographie durchgeführt werden (Lawrence 1992).

Gewebetransplantation. Ist der lokale Wundgrund nach Débridment vital, kann eine Gewebetransplantation vorgenommen werden. Der ideale Ersatz ist autologe Haut mit der Beschaffenheit der ortsständigen Haut. Ist diese nicht vorhanden, muß auf Spalthaut oder Meshgraft ausgewichen werden. Bei der Wahl des Transplantates sind neben praktischen Gesichtspunkten (Drainage von Sekreten durch Meshgrafts) auch ästhetische Aspekte zu beachten, insbesondere in sichtbaren Arealen (Gesicht). Die Limitation von autologer Haut, z.B. bei Verbrennungen, erfordert die Verwendung von alternativen und – aufgrund ihrer allogenen oder xenogenen Natur – temporären Wundabdeckungen. Frische heterologe Kadaverhaut, gefrorene xenogene Schweinehaut und Amnion zählen zum klassischen Repertoire in der Deckung v. a. großflächiger Defekte der Haut (Bromberg et al. 1965; Shuck et al. 1969). Die Limitation von autologen Hauttransplantaten hat zur Entwicklung von Hautäquivalenten, d.h. biologisch in-vitro-gezüchteten Transplantaten, geführt. Diese Transplantate können als primär epidermal, dermal oder beides bezeichnet werden und sich je nach Ursprung ihrer Bestandteile aus autogenen, xenogenen oder allogenen Bestandteilen zusammensetzen.

Gezüchtete Transplantate. Von I. V. Yannas u. J. F. Burke (1980) wurde erstmals ein dermales Äquivalent entwickelt, welches im wesentlichen aus einer Matrix aus Kollagen-Chondroitin-6-Phosphat besteht, welches mit Silastic beschichtet ist. Dieses Transplantat bedarf einer späteren Autotransplantation. Von H. Green et al. (1979)

wurde die Züchtung von Keratinozyen in vitro zu Epitheltransplantaten standardisiert und klinisch zur Defektdeckung, v. a. bei sehr ausgedehnten Verbrennungen,
eingesetzt (O'Connor et al. 1981, 1986; Compton et al. 1989). Zunehmend werden diese
Transplantate auch als Allotransplantate für andere Wunden gewählt (Leigh et al.
1987; Cooper u. Hansbrough 1991).

Während diese gezüchteten Transplantate nur den epidermalen Anteil ersetzen,
zielen Weiterentwicklungen auf einen Ersatz der dermalen Anteile. Bei diesem Verfahren wird eine Matrix aus Kollagen und Glykosaminoglykanen mit Keratinozyten
und dermalen Fibroblasten inokuliert und als komplexer Hautersatz transplantiert
(Hansbrough et al. 1989). Andere Verfahren kombinieren Keratinozytensuspension
mit allogener Kadaverhaut zur Verbesserung der mechanischen Stabilität (Kaiser et
al.1994).

Den oben beschriebenen Problemwunden ist gemeinsam, daß tiefe, komplexe
Defekte des Integumentes ohne Residuen epidermaler Regenerationsquellen bestehen. So stellen nur Transplantate mit vollständiger epidermaler Struktur eine sinn-
volle Deckungsmöglichkeit dar. Mit der Verfügbarkeit eines Kammersystems als
lokales Applikationssystem war in der hier beschriebenen Studie erstmals die Möglichkeit gegeben, individuelle Keratinozyten in Form einer Suspension zur Besiedelung der Wundoberfläche zu transplantieren und so den für die Regeneration fehlenden Zelltyp – Keratinozyt – direkt vor Ort zu bringen. Dieser Ansatz bietet zum einen
eine Alternative zu den langwierigen in-vitro-Schritten, wie sie in der Züchtung von
Epitheltransplantaten erforderlich sind. Zum anderen ergibt das Studium der transplantierten Keratinozyten in vivo Einblicke in die regulativen Einflüsse des Wundmilieus auf das Proliferationsverhalten von Keratinozyten bei der normalen Wundheilung. Die Ergebnisse dieser Untersuchungen werden in den nachfolgenden Abschnit-
ten 4.8 und 4.9 behandelt.

4.8
Untersuchungen zur Transplantation kultivierter Keratinozyten

Klinische Bedeutung
Das Erfordernis einer raschen Deckung von ausgedehnten Hautdefekten hat zur Entwicklung einer Reihe von Hautersatz- und Epithelersatzverfahren geführt, wie sie im
Abschnitt 4.7 der Diskussion beschrieben werden. Gemeinsam ist allen diesen Verfahren, daß ein Transplantat verwendet wird, dessen Epidermis vor der Transplantation
eine weitgehende Ausreifung erreicht hat.

Keratinozyten sind die elementaren Bestandteile der Epidermis und die strukturellen
Träger der Barrierefunktion. Verletzungen dieser Barriere und Zerstörung dieser Zellen
führen einerseits zu Substanzverlusten nach außen und andererseits zur Öffnung für
eine Invasion von Mikroorganismen.

Mit der relativ neuen Methode der Epithelzüchtung in vitro mit anschließender
Transplantation wird versucht, diese Barrierefunktion wiederherzustellen. Sie hat unter
klinischen Bedingungen neben den langwierigen in-vitro-Schritten und der Fragilität
der Transplantate auch den Nachteil einer langsamen Ausbildung der dermo-epidermalen Verbindung. Daneben wird z.B. bei chronischen Ulzera eine langfristige Transplantat-
überlebensrate von 50% selten überschritten (O'Connor, persönliche Mitteilung), und
im Falle der Transplantateinheilung sind Blasenbildung und Dissoziation der Epithel-

schicht in der Mehrzahl der Fälle zu beobachten. Eine Ursache könnte sein, daß gezüchtete Epitheltransplantate überwiegend die funktionellen Eigenschaften eines intakten Epithels aufweisen, in denen Keratinozyten lediglich den vertikalen Weg der terminalen Differenzierung durchlaufen und damit weniger die regenerativen Funktionen eines aktivierten „Wundheilungskeratinozyten" aufweisen.

Experimentelle Ansätze

Im Gegensatz zum ruhenden Keratinozyten verfügt der aktivierte Keratinozyt bei der Wundheilung im Rahmen seiner horizontalen Mobilität über eine Vielzahl von genetisch determinierten Funktionen (s. auch Abschn. 4.1, 4.2, 4.4 und Tabelle 10). Somit ist bei der Transplantation von einzelnen Keratinozyten in offene Hautwunden die Möglichkeit gegeben, diese speziellen Funktionen des regenerativen Phänotyps auszunutzen. Voraussetzung dafür ist allerdings eine suffiziente Transplantationstechnik und ein sicheres Überleben der Zellen mit Wiederherstellung einer Epidermis.

Mit der in dieser Arbeit verwendeten Wundkammer bot sich die Möglichkeit, isolierte Keratinozyten in Vollhautwunden zu transplantieren und ihre Effekte auf die kutane Heilung zu untersuchen.

Im einzelnen wurden

– der Einfluß auf die Regeneration der epithelialen Barriere,
– histologische Besonderheiten (Formation von Zellclustern) und
– der Einfluß auf die Wundkontraktion untersucht.

Regeneration der epithelialen Barriere

In den vorliegenden Untersuchungen wurde nach Injektion einer Suspension von Keratinozyten, die kurzfristig in vitro kultiviert worden waren, die Regeneration der epithelialen Barriere in Vollhautwunden bestimmt. Bereits zum frühesten Zeitpunkt konnten typische Zellkolonien in dem sich entwickelnden Bindegewebe histologisch nachgewiesen werden. Nach 12 Tagen bereits war dann – im Gegensatz zu Kontrollen (15 Tage) – die histologisch und biochemisch nachweisbare signifikant schnellere Wiederherstellung einer intakten epithelialen Barriere erfolgt. Die als Suspension transplantierten Keratinozyten führten in den Vollhautwunden zu einem stratifizierten Epithel, was anhand der genetischen Markierung mit dem β-Galaktosidase-Gen histochemisch nachgewiesen werden konnte (s. Abschn. 4.9). Offensichtlich folgen die Zellen bei diesem Prozeß der Reepithelisierung einem programmierten Weg mit regelrechter Polarisierung und Stratifizierung. Der Befund, daß desintegrierte epidermale Einzelzellen in vitro und nach Transplantation in Wunden eine Epidermis reorganisieren, ist zwar bereits durch R. E. Billingham u. J. Reynolds (1952), P. K. Worst et al. (1974, 1982) und I. C. Mackenzie u. N. Fusenig (1983) erhoben worden, der Nachweis einer regenerierten Barrierefunktion wurde jedoch nicht erbracht. In der klinischen Anwendung war die Transplantation von Suspensionen autologer Keratinozyten mangels eines geeigneten Applikationssystems bislang nicht erfolgreich (Kreis et al. 1992). Hier könnte ein Kammersystem, wie es in den eigenen Untersuchungen verwendet wurde, erfolgversprechend sein.

Formation von Zellclustern

Bemerkenswert ist die Formation von Keratinozytenkonglomeraten, die nur etwa bis zum 12. Tag histologisch nachweisbar waren und danach in keiner der Wunden mehr gefunden werden konnten. Diese epithelialen Konglomerate entsprechen wahrscheinlich den follikulären Anteilen der Epidermis, also dem intraepidermalen Endteil der Haarfollikel. Sie werden bei der hier angewandten Technik der Separation von Keratinozyten mit den Einzelzellen gewonnen und als Zellverband transplantiert. Ihr Verschwinden hängt nach neueren Erkenntnissen damit zusammen, daß ein Stimulus von mesenchymalen Zellen der Haarpapille fehlt, die den Follikel aus dieser inkompletten Stufe zur Ausreifung bringt (Weinberg et al. 1993). In den Untersuchungen von P. K. Worst et al. (1982) und auch von W. C. Weinberg et al. (1993) konnte ebenfalls das Wachstum von Haarfollikeln in einem neonatalen Mausmodell durch gleichzeitige Transplantation von Keratinozyten und Fibroblastensuspensionen in Vollhautwunden induziert werden.

Wundkontraktion

Der wichtigste Mechanismus der Heilung von Vollhautwunden, die Kontraktion auf annähernd 40% der ursprünglichen Wundfläche, wurde durch die Transplantation der Keratinozytensuspension nicht beeinflußt. Das wichtige Element der Heilung von Vollhautwunden – die Kontraktion der Wundränder – scheint also unabhängig vom Vorgang der Epithelisierung zu verlaufen. Dies findet zudem seinen Ausdruck darin, daß auch nach der Wiederherstellung der Epidermis eine Remodellierung des subepidermalen Granulationsgewebes über einen langen Zeitraum fortgeführt wird (Woodley et al. 1990). Im Gegensatz dazu jedoch erfordert die physiologische Regeneration der Epidermis im Rahmen der Wundheilung eine entsprechende Stimulation durch mesenchymale oder dermale Elemente (Mackenzie u. Fusenig 1983).

Fazit

In unseren Versuchen konnte eine effiziente und signifikant frühere Regeneration der Epidermis und ihrer Barrierefunktion über den transepidermalen Wasserverlust und Efflux von Protein nachgewiesen werden. Anhand des Verlaufes der lacZ-Expression im regenerierten Epithel nach Transduktion mit dem β-Galaktosidase-Gen (lacZ) konnte auf eine normale Transitzeit der transplantierten Keratinozyten von etwa 27 Tagen geschlossen werden. Das Verfahren der Transplantation in ein durch die Kammer bedecktes Wundareal läßt darüber hinaus eine in-vivo-Expansion direkt im Empfänger zu, was insbesondere für die Behandlung von schwerbrandverletzten Patienten mit ausgedehnten Defekten der Körperoberfläche Bedeutung hat.

Der Befund einer beschleunigten Regenerierung der epidermalen Barriere durch transplantierte Keratinozyten stellt die Basis für die Verwendung transduzierter Keratinozyten in der Behandlung von Vollhautwunden in den weiteren Versuchen dar.

Mit seinen vielfältigen Funktionen und Syntheseleistungen ist der Keratinozyt ein für Gentransferexperimente gut geeigneter Zelltyp. Eine Modulation seiner Funktionen durch Gentransfer kann wegen seiner Schlüsselfunktionen in der epidermalen Regeneration neue Therapieansätze für Wundheilung und Hautersatz bedeuten.

4.9
Untersuchungen zur Transplantation genetisch modifizierter Keratinozyten

Keratinozyten sind aufgrund ihrer Lokalisation an der Körperoberfläche und ihrer vielfältigen Zellfunktionen (Tabelle 10) für den Gentransfer gut geeignet. J. R. Morgan et al. (1987) zeigten erstmals, daß menschliche Keratinozyten in vitro genetisch durch retrovirale Vektoren modifiziert werden können und nach Transplantation als zusammenhängendes epidermales „Sheet" in vivo in der athymischen Maus hGH produzieren können. Diese Experimente stimulierten weitere Wissenschaftler zu einer Reihe von Transplantationsexperimenten mit genetisch modifizierten Keratinozyten (Pirisi et al. 1987; Fenjves et al. 1989, 1990; Lee u. Taichman 1989; Flowers et al. 1990; Teumer et al. 1990; Garlick et al. 1991; Jensen et al. 1992; Eming 1998). Auch Fibroblasten wurden auf ihre Eignung als Träger rekombinanter DNA untersucht (Selden et al. 1987; Chang et al. 1990; Dhawan et al. 1991). Neben retroviralen Vektoren wurden auch Plasmide als Vektoren mit ähnlich guter in-vivo-Expression weiterentwickelt (Teumer et al. 1990).

Diese grundlegenden Erfahrungen mit Gentransfer in Keratinozyten und die eigenen Befunde der Keratinozytentransplantation (s. Abschn. 4.8) ermöglichten die Untersuchungen zur Verwendung genetisch transformierter Keratinozyten in der Reepithelisierung von Vollhautwunden. Eine besondere Rolle kommt in derartigen Experimenten der Wahl des inkorporierten Gens zu. hGH weist hier einige wichtige Eigenschaften auf:

hGH als Reportergen
In unseren Experiment wurde die posttranslationale Genexpression, d.h. Sekretion eines transduzierten, rekombinanten Proteins untersucht. Dies ist unter physiologischen und therapeutischen Gesichtspunkten von Bedeutung. Molekulare Nachweisverfahren wie Southern- oder Northern Blot erkennen genomische DNA oder posttranskriptionale mRNA sehr sensitiv über einen langen Zeitraum. Mit der PCR-Technik kann bereits eine

Tabelle 10. Von Humankeratinozyten produzierte Faktoren. (Nach O'Keefe et al. 1984; Petersen et al. 1988; Blanton et al. 1989; Fenjves et al. 1989 u. 1990; Pittelkow et al. 1989; Lindahl et al. 1990; Partridge et al. 1991; Bigler et al. 1992; Brown et al. 1992; Clemens et al. 1992)

Hormone/Enzyme	Zytokine	Matrixelemente
Vitamin D	Thymozytenaktivierender Faktor	Kollagenase
Steroide	Lymphozyteninhibierender Faktor	Laminin
Eicosanoide	Interferon-γ	Kollagen-Typ-IV/VII
Apolipoprotein E	Thy-1-Protein	Fibronektin
Parathyroid Hormone-like	TNF-α	
Peptide	PDGF	
	bFGF	
	TGF-α	
	TGF-β	
	Interleukin-1, -3, -6	
	Interleukinrezeptorantagonist	
	VPF/VEGF	
	GM-CSF	

einzige Kopie von Genen nachgewiesen werden, ohne daß ein relevanter Nachweis des sezernierten Genproduktes geführt wird.

Mit hGH steht für Gentransferexperimente ein sehr zuverlässiges Reportergen zur Verfügung. Das aus 191 Aminosäuren bestehende sezernierte Protein verhält sich proportional zur mRNA-Expression, und die posttranslationale Sekretion ist kein limitierender Faktor für die Spiegelbestimmung. Darüber hinaus finden keine posttranslationalen Modifikationen statt (Sambrook et al. 1989).

Die Sekretion von hGH stellt die Endstrecke eines intakten, komplexen, genetisch determinierten intrazellulären Regulationsprozesses dar. Unter Berücksichtigung der extrem kurzen Halbwertszeit von hGH mit 4 min (Peeters u. Friesen 1977) muß bei meßbaren Konzentration – wie in den vorliegenden Experimenten – daher von einer kontinuierlichen Produktion durch transduzierte Keratinozyten in der Wunde ausgegangen werden.

Das sezernierte Genprodukt (hGH) selbst ist ein Fremdprotein im Organismus und wird als solches auch über Abwehrmechanismen (Antikörper) erkannt. R. F. Selden et al. (1986) zeigten, daß die relevanten Antikörper in der Maus gegen humanes Wachstumshormon zu einem Absinken der Serumspiegel führten. In der eigenen Studie wurde der Nachweis von Schweine-anti-human-GH-Antikörpern nicht durchgeführt. Allerdings spricht der Zeitverlauf der absinkenden hGH-Spiegel (innerhalb von 10 Tagen) unter Zugrundelegung der Literaturangaben gegen eine Antikörperreaktion zu diesem frühen Zeitpunkt (Selden et al. 1986; Tang et al. 1992).

In den vorliegenden Untersuchungen wurde ein spezifisches posttranslationales Expressionsmuster gefunden, im folgenden wird dieses anhand der Literaturdaten erörtert.

hGH-Expression in Wundflüssigkeit

In den hier beschriebenen Experimenten konnte gezeigt werden, daß Suspensionen aus Keratinozyten, die mit dem hGH-Gen transfiziert worden waren, nicht nur überleben, sondern die Genexpression auch nach der Transplantation aufrechterhalten. Die Verwendung eines epikutanen Kammersystems eröffnet die Möglichkeit, das sezernierte Genprodukt (hGH) lokal in der Wundflüssigkeit zu messen. Dies entspricht in der regulatorischen Kette der Genexpression dem posttranslationalen Nachweis. Humanes GH war in der Wundflüssigkeit nur 10 Tage lang nachweisbar, während es in der Zellkultur für die gesamte Beobachtungsdauer von 47 Tagen kontinuierlich aufzufinden war. Für diese zeitlich begrenzte Expression von hGH in Wundflüssigkeit ist eine Reihe von hypothetischen Gründen anzuführen. A. Lindahl et al. (1990) stellten heraus, daß bei der zellulären Gentherapie generell mit folgenden Möglichkeiten für die transplantierten Zellen und damit für die Persistenz der Genexpression zu rechnen ist:

– Verlust durch den Transplantationsprozeß,
– Integration und
– Proliferation.

Dies gilt auch für die eigenen Untersuchungen; im einzelnen wird dies in den nachfolgenden Erörterungen zum Expressionsmuster deutlich.

Ursachen für das gefundene Expressionsmuster
Terminale Differenzierung. Der Transfektions-Transplantations-Mechanismus kann in einem hohen Ausmaß die Zellen zur terminalen Differenzierung stimuliert haben. Dafür sprechen in unseren Experimenten die Verläufe für die lacZ-Expression, die sich zeitlich zunehmend in suprabasalen Zellen und schließlich nach 27 Tagen nur noch im Stratum corneum finden läßt.

Retrovirale Transduktion, aber auch Weitergabe der rekombinanten DNA-Sequenzen bedürfen der Mitose (Miller et al. 1990). Es muß angenommen werden, daß es durch Zuführung entsprechend hoher Zellzahlen in Form von Suspensionen zur Verschiebung der Zellaktivität von der Mitose in Richtung auf eine terminale Differenzierung kommt, da die frühzeitige Epitheldeckung keine Notwendigkeit für weitere mitotische Zellvermehrung mehr darstellt. Die in unseren Experimenten gewählte Zellzahl für die Transplantation entspricht annähernd der von der gleichen Hautfläche isolierten Anzahl an Keratinozyten (etwa 2 Mio./mm^2). Ähnliche Zahlen liegen für den Menschen vor (Green et al. 1979).

Auch das Wundmilieu mit seinen hohen Kalzium- und Kaliumkonzentrationen (Hennings et al. 1983) ist ein induktiver Faktor für die terminale Differenzierung von Keratinozyten (Lavker u. Sun 1982; Boyce u. Ham 1983; Lavker u. Sun 1983; Prunieras et al. 1983; Lee u. Taichman 1989). Insbesondere läßt sich mit spezifischen Veränderungen der Kulturbedingungen auch die phänotypische Expression von Keratinozyten beeinflussen. Medium, biologisch wirksame Additiva, Substrate, Zelldichte, pH-Wert, Temperatur und Luftexposition sind Faktoren, die in vitro die Zelldifferenzierung beeinflussen (Matoltsy 1976; Mackenzie u. Hill 1981; Boyce u. Ham 1983; Hennings et al. 1983; Karasek 1983; Mackenzie u. Fusenig 1983; Marcelo u. Tomich 1983; Milstone 1983; Prunieras et al. 1983; Yuspa et al. 1983). In unseren Experimenten wurden Keratinozyten von den reinen Kulturbedingungen abrupt in die – eine terminale Differenzierung fördernden – lokalen Wundverhältnisse überführt, womit ein relativer Verlust an Stammzellen und die relative Zunahme an terminal differenzierenden Zellen zu erwarten ist.

Im allgemeinen zeigen Keratinozyten in Kultur ein ähnliches Muster der Differenzierung: Sie stratifizieren und keratinisieren, aber bilden keine vollständige Sequenz im Keratinisierungsmuster aus (Holbrook u. Hennings 1983). In unseren Kulturbedingungen wurde ein Medium mit hoher Kalziumkonzentration verwendet, welches die terminale Keratinozytendifferenzierung bereits in vitro initiiert. Trotzdem war die hGH-Sekretion in vitro kontinuierlich bis zu 47 Tagen nachweisbar. Damit ist die im Wundmilieu vorherrschende hohe Kalziumkonzentration (Breuing et al. 1992) als alleiniger Kausalfaktor für die begrenzte hGH-Sekretion in vivo nicht ausreichend. Weitere Einflüsse wie die von Wachstumsfaktoren (Mansbridge u. Hanawalt 1988; Bascom et al. 1989; Czech 1989; Ksander et al. 1990; Pittelkow 1990; Antoniades et al. 1991; Chen et al. 1992) und zellulären Interaktionen (Ke et al. 1990) sind hier anzuführen.

Basale Keratinozyten scheinen unabhängig davon bereits genetisch für den späteren Zelltod determiniert zu sein, wie DNA-Analysen beweisen (McCall u. Cohen 1991). Daneben ist die Selektion von bestimmten klonalen Untergruppen der Keratinozyten für das Proliferationsverhalten (Barrandon u. Green 1987) und die Stammzellfunktion von Bedeutung (Lavker u. Sun 1982).

Der Differenzierungsprozeß von Keratinozyten zeigt darüber hinaus einen Einfluß auf den zellulären Funktionszustand und die Genexpression.

Zellulärer Funktionszustand

Der beobachtete Verlust an Expression ist auch durch eine Abhängigkeit der Expression rekombinanter DNA vom Zustand der Keratinozytendifferenzierung erklärbar (Garlick et al. 1991). Obwohl durch terminale Differenzierung mit einer zahlenmäßigen Verminderung transfizierter Zellen bzw. mit einer Abnahme der Expressionstärke gerechnet werden muß, ist in den suprabasalen Zellagen die Expression von Reportergenen wie lacZ und CAT (Chloramphenicoltransferase) vermehrt nachgewiesen worden (Jensen et al. 1990; Lee u. Taichman 1989). Dieses Phänomen ist einer Akkumulierung der β-Galaktosidase nach vorangegangener Abschaltung des lacZ-Gens in diesen suprabasalen Zellen zugeschrieben worden (Garlick et al. 1991). Insbesondere für epitheliotrope Virusspezies wurde ein möglicher Zusammenhang zwischen Differenzierung und Virusproduktion nachgewiesen: Während die Expression des Herpes-simplex-Virus unabhängig von der Keratinozytendifferenzierung war, zeigten Adenovirus-Typ-2 und Humaner-Papilloma-Virus lediglich in suprabasalen Zellen die volle Expression (Taichman et al. 1983).

Der Funktionszustand der Keratinozyten ist insbesondere während der Wundheilung für die Genexpression von Relevanz. H. N. Antoniades et al. (1991, 1993) wiesen nach, daß es nach Verletzung des Epithels zu einer vermehrten Genexpression und auch de-novo-Genexpression in aktivierten Keratinozyten kommt. Allerdings unterliegt auch diese, ähnlich den eigenen posttranslationalen Befunden, einem zeitlich begrenzten Expressionsmuster mit Normalisierung nach Etablierung der epidermalen Barrierefunktion.

Barrierefunktion

Die Regeneration der epithelialen Barriere stellt eine weitere mögliche Ursache für das Abnehmen der hGH-Sekretion in Wundflüssigkeit dar. Eine relevante Barriere für Protein nach Transplantation von hGH-produzierenden Keratinozyten entstand bereits nach 4 Tagen, zu einem Zeitpunkt, an dem hGH noch in steigender Konzentration nachweisbar war. Die vollständige Wiederherstellung für großmolekulare endogene Proteine (ca. 66 kDa) war allerdings erst nach 12 Tagen erfolgt, also 2 Tage nach Ausbleiben der hGH-Sekretion. Die Tatsache, daß retroviral transfizierte Keratinozyten nach Transplantation eine intakte Barrierefunktion innerhalb der regenerierten Epidermis aufzubauen in der Lage sind, spricht für einen weitgehend ungestörten Verlauf der terminalen Differenzierung in vivo, da erst ein vollentwickeltes Stratum corneum die Barrierefunktion gewährleistet (Mak et al. 1991).

Die Ergebnisse zeigen erstmals, daß transplantierte genetisch modifizierte Keratinozyten, die während der Regeneration rekombinantes hGH sezernieren, eine funktionell intakte Epidermis bilden können.

Neben seiner Funktion als Reportergen für Gentransferexperimente ist hGH als sezerniertes Peptid auch eine therapeutisch wirksame Substanz. Mit den vorliegenden Experimenten ergeben sich daher die nachfolgenden Aspekte bezüglich therapeutischer Wirkungen.

Therapeutische Effekte von hGH

Klinische Studien belegen den therapeutischen Effekt von hGH in der Beschleunigung der Reepithelisierung von Hautwunden (Shernan et al. 1989; Kelley et al. 1990; Zaizen et al. 1990; Garrel et al. 1991; Welsh et al. 1991; Steenfos u. Jansson 1992). Die tägliche subkutane Injektion von 10 mg rekombinantem hGH regte eine raschere Reepithelisierung von

Spalthautentnahmestellen bei menschlichen Probanden an (Shernan et al. 1989). Die Effekte von exogen zugeführtem hGH (oder via GH-Releasing-Factor-stimuliertem hGH) kommen vermutlich indirekt durch eine IGF-1-Stimulation der Zellen zustande. hGH fördert die Replikation von Fibroblasten durch die Induktion von IGF-1 in diesen Zellen (Cook et al. 1988). Wachstumshormon wirkt wahrscheinlich auch direkt lokal auf Epidermis und Hautanhangsgebilde. Rezeptorstudien an einem „Growth Hormone like Protein" in der Haut lassen dies vermuten (Lobie et al. 1990).

Diese direkten Wirkungen erklären nicht nur die therapeutischen Effekte von hGH auf die epitheliale Regeneration, sondern auch pathologische Epithelbefunde (Acanthosis nigricans, Hypertrichose, ölige Haut) bei STH-Überproduktion im Rahmen der Akromegalie.

In den eigenen Untersuchungen konnte keine signifikante Beschleunigung der Epithelisierung durch hGH-sezernierende Keratinozyten im Vergleich zu nichttransfizierten Kontrollen festgestellt werden. Die erreichten Spiegel von maximal 0,6 ng/ml in Wundflüssigkeit individueller Wunden sind möglicherweise zu niedrig, um meßbare Effekte auf die Epithelisierung zu erzielen. Andererseits könnte die gewählte Zellkonzentration bereits so hoch sein, daß ein Effekt des sezernierten hGH bei frühzeitiger Epithelisierung nicht mehr zum Tragen kommt. Weiterhin ist die andersartige in-situ-Produktion des Peptids zu berücksichtigen, die möglicherweise nicht mit Daten zur systemischen Applikation zu vergleichen ist.

Welche zukünftigen Anwendungen bietet eine derartige in-situ- oder de-novo-Expression in der Modulation des Wundheilungsprozesses?

De-novo-Genexpression in Keratinozyten
Konzeptionell ergeben sich durch die de-novo-Produktion eines Peptids in Keratinozyten neue Möglichkeiten zur Modulation des Applikationsweges. Wie für hGH in den vorliegenden Untersuchungen gezeigt, kann ein endokriner in einen parakrinen Wirkungsmechanismus umgewandelt werden. Bei Vorliegen entsprechender Rezeptoren auf der sezernierenden Zelle kann die genetisch modulierte Zelle nicht nur parakrine, sondern auch autokrine Effekte erzielen (z.B. Expression von KGF in Keratinozyten). Diese lokale Produktion eines gewünschten Peptids vor Ort eröffnet neue Wege für die lokale Regulation des Wundheilungsprozesses auf molekularer Ebene. De-novo-Expression (Pirisi et al. 1987; Harper et al. 1988; Hempstead et al. 1989; Lee u. Taichman 1989; Flowers et al. 1990; Jensen et al. 1990; Teumer et al. 1990; Garlick et al. 1991; Morgan u. Eden 1991; Eming 1998), Überexpression (Finzi et al. 1990, 1991) und Substitution ungenügender Expression (Palmer et al. 1984; Rosenfeld et al. 1991) sind bereits experimentell und z. T. klinisch am Menschen erfolgreich erprobt worden.

Für die Stimulierung einer schnellen Epithelisierung könnten z.B. EGF, TGF-α, oder KGF in Zellen des Wundbettes überexprimiert werden. Insbesondere abnormal heilende Wunden konfrontieren uns mit einer Reihe unphysiologischer Phänomene, die theoretisch einer molekularen Substitutionstherapie zugänglich wären. Epitheliale Zellen in chronischen Ulzera sind in ihrem Migrationsverhalten eingeschränkt (Seiler et al. 1989), und die Migrationseigenschaften, wie bereits bei bestimmten Melanomzellinien (Cunningham et al. 1992) gezeigt, könnten durch die Expression von Mediatoren der Zellmotiliät verbessert werden. Neuere Technologien wie das biolistische Partikelbombardement eröffnet sogar die Möglichkeit, DNA direkt in intaktes Gewebe im lebenden Organismus zu applizieren (Sanford et al. 1987; Yang et al. 1990; Andree et al.1994). Damit sind

Korrekturen von pathologischen Zuständen direkt auf molekularer Ebene im Sinne einer Vakzination möglich (Tang et al. 1992; Ulmer et al. 1993).

Daneben ergeben sich auch neue Möglichkeiten für eine Gentherapie mit erwünschten systemischen Effekten. Insbesondere die oberflächliche Lokalisation der transduzierten Zellen in der Epidermis stellt einen attraktiven Ansatz für eine kontrollierte Applikation und Überwachung der Funktion dar.

In den vorliegenden Untersuchungen wurde mit den erreichten hGH-Konzentrationen keine signifikante Verbesserung der Epithelisierung im Vergleich zu Kontrollkeratinozyten erzielt. Eine Voraussetzung für die Verbesserung der hGH-Effekte durch genetisch modifizierte Keratinozyten ist die Optimierung der Transfektionstechnik mit Erhöhung der Frequenz hGH-sezernierender Zellen. Speziell für die Transfektion von Keratinozyten weiterentwickelte retrovirale Vektoren ermöglichen es, die niedrige Transfektionfrequenz von 0,1–0,5% auf annähernd 100% zu erhöhen. Derartige Vektoren enthalten keratinozytenspezifische Promotorsequenzen, wie z.B. das Keratin-14-Pseudogen. Die Kultivierung der Keratinozyten direkt auf subletal bestrahlten, vektorproduzierenden Fibroblasten hat ebenfalls zu einer Steigerung der Transfektionsrate geführt (Morgan u. Eden 1991). Insbesondere das Konzept der Verwendung keratinozytenspezifischer Promotoren (Vassar et al. 1989) ist für die Zukunft erfolgversprechend, da es sich hierbei um „natürliche" Promotoren handelt, im Gegensatz zu den retroviralen „Long-terminal-Repeats", die von der neuen Wirtszelle als virusspezifisch und damit als fremd erkannt werden.

Das Profil der Sekretion von hGH als rekombinantem de-novo-Genprodukt durch Suspensionen von Keratinozyten in den vorliegenden Untersuchungen ähnelt – im Gegensatz zum Sekretionsverhalten epithelialer Sheets (Selden et al. 1986, 1987; Morgan et al. 1987; Teumer et al. 1990; Dhawan et al. 1991) – dem der natürlich exprimierten Wachstumsfaktoren in Wundflüssigkeit mit typischer Ausprägung eines Gipfels. Die Ergebnisse sprechen dafür, daß es durch zellvermittelten Gentransfer möglich ist, in Wundflüssigkeit von Vollhautwunden ein Peptid de novo mit der Sekretionskinetik eines natürlich vorkommenden Wachstumsfaktors temporär zu exprimieren. Dies eröffnet neue Aspekte für die regulierte Applikation von Wachstumsfaktoren.

5 Zusammenfassung und Perspektiven

Jede offene Wunde birgt das Risiko von Entzündung und Infektion in sich. Insbesondere bei Patienten mit großflächigen Defekten der Haut (Verbrennungen) und immunologisch beeinträchtigten Patienten ist das Infektionsrisiko hoch einzuschätzen (Goris et al. 1985; Hunt et al. 1985). Eine verzögert heilende Wunde wird rasch von Bakterien aus der Umgebung besiedelt oder stellt selbst eine Quelle schwerer Infektion dar, wie z.B. bei der intestinalen Nahtinsuffizienz. Wundbakterien und deren Produkte (Endotoxine) unterhalten oder steigern den inflammatorischen Prozeß; das Wundheilungspotential wird signifikant geschwächt. Im Langzeitverlauf endet die sekundäre Wundheilung, wenn eine Amputation oder schwerwiegende Mutilation verhindert werden kann, in Kontrakturen und stigmatisierenden Narbenbildungen, funktionellen Einbußen und ästhetischen Problemen.

Während in niedrigen Spezies, wie z.B. Amphibien, eine wesentlich langsamere Heilung erfolgt, die jedoch das Potential zur vollständigen Regeneration einer kompletten Extremität besitzt (Goss 1992), ist diese Fähigkeit zur Regeneration beim Säuger zunehmend zugunsten eines schnelleren Heilungsvorganges verloren gegangen. Die fetale Wundheilungsforschung hat jedoch gezeigt, daß auch beim Säuger eine kutane Heilung mit minimaler Entzündung und gleichzeitig maximaler Regeneration ablaufen kann (De Palma et al. 1989; Longaker et al. 1989; Siebert et al. 1990; Burd et al. 1991; Jennings u. Hunt 1991). Eine annähernd narbenlose kutane Heilung kann auch in der postnatalen Phase durch Blockierung eines einzigen Wachstumsfaktors induziert werden (Shah et al. 1992).

Somit ist die Modulation des Heilungsvorganges durch Reduktion der Inflammation und Stimulation der Regeneration ein potenter Ansatz, den Wundverschluß zu beschleunigen, gleichzeitig aber auch ästhetisch und funktionell optimale Ergebnisse zu erzielen. Eine solche lokale Modulation der kutanen Heilung wurde in der vorliegenden Arbeit in einem nassen Milieu unter Verwendung eines Kammersystems vorgenommen. Auf der Basis der im einzelnen beschriebenen Versuche und der bisher erschienenen Mitteilungen in der Literatur können die eingangs in der Zielsetzung dieser Arbeit (s. Abschn. 1.3) gestellten Fragen wie folgt beantwortet werden:

1. Einfluß des Flüssigkeitskammersystems auf die Epithelisierung
Die Behandlung von experimentellen Spalthautwunden beim Schwein in einem Flüssigkeitsmilieu moduliert die Heilung im Vergleich zu konventionellen Verfahren in signifikanter Weise. Es kommt zu einer beschleunigten epidermalen Restitution im Vergleich zum konventionellen Semiokklusivverband und zur herkömmlichen Wundgaze.

Zudem bildet sich eine dickere Epidermis mit vermehrten Epithelleisten. Damit wird erstmals der positive Effekt eines flüssigen Milieus gegenüber feuchten und trockenen Bedingungen in einem standardisierten Wundheilungsmodell gezeigt.

Das Phänomen der beschleunigten Epithelisierung im flüssigen Milieu kann u. a. dadurch erklärt werden, daß endogene Wachstumsfaktoren effizienter konserviert werden als im feuchten Milieu unter einer semipermeablen Hydrokolloidstruktur. Der wesentliche Befund für den dermalen Anteil an der Heilung besteht darin, daß die unter Luftexposition zu beobachtende dermale Nekrose, und damit die Vergröße-rung des Wundschadens, nicht auftritt. Zudem wird – bei flüssigem wie feuchtem Milieu – ein subepidermales Granulationsgewebe induziert, das bei Heilung unter Luftexposition in dieser Form nicht zu beobachten ist. Dieses Granulationsgewebe füllt den Hautdefekt, der in der Dermis durch Exzision erzeugt wurde, vollständig aus.

Die Behandlung mit physiologischer Kochsalzlösung unterscheidet sich von der mit Hydrokolloidverbänden durch die signifikant reduzierte Entzündungsreaktion im subepidermalen Granulationsgewebe. Insgesamt laufen die Heilungsvorgänge im flüssigen Milieu schneller und mit reduzierter Inflammation ab.

2. Konzentrationen von Wachstumsfaktoren in der Wundflüssigkeit
In den Untersuchungen werden erstmals zeitabhängige Profile von 6 wichtigen Wachs-tumsfaktoren (PDGF, bFGF, EGF, TGF-β, IGF-1, IL-1α) in Wundflüssigkeit nachgewiesen. Die Korrelation der Konzentrationen in Wundflüssigkeit mit Konzentrationen im Serum läßt eine Produktion in der Wunde erkennen. Deutliche Unterschiede finden sich in den Konzentrationskurven der einzelnen Faktoren hinsichtlich der erreichten Maximalwerte und des Verlaufes der Sekretion, wobei monophasische und biphasische Verläufe auffal-len. Die Profile der analysierten Faktoren lassen sich zu inhibitorischen und stimulatori-schen Mechanismen der epithelialen Wundheilung in Bezug setzen. Durch die Okklu-sion einer Wunde akkumulieren Wachstumsfaktoren und andere Substanzen an der Oberfläche der Wunde. Die akkumulierte Wundflüssigkeit reflektiert das Mikromilieu der Wunde. Ihre Analyse gibt daher diagnostische Aufschlüsse über die normale oder gestörte Wundheilung und Tiefe des Defektes. Kenntnisse über die unterschiedlichen Konzentrationen und die Sekretionskinetik der natürlich vorkommenden Wachstums-faktoren können die derzeitige Wundbehandlung auf eine neue Basis stellen.

3. Beschleunigung der Epithelisierung von komplexen Hautwunden durch Transplanta-tion von epidermalen Keratinozyten im okklusiven Kammersystem
Wie die vorliegenden Untersuchungen erstmals qualitativ und quantitativ zeigen, kann die Reepithelisierung von komplexen Hautwunden im Schwein signifikant durch Trans-plantation von Suspensionen autologer Keratinozyten beschleunigt werden. Dabei proli-ferieren und differenzieren die Oberhautzellen in diesen komplexen Vollhautwunden, und bilden frühzeitig eine Neoepidermis. Die Zellen folgen, als Einzelzellen appliziert, einem programmierten Weg, der zur Etablierung einer vielschichtigen dreidimensiona-len Epidermis führt, die qualitativ eine normale Barrierefunktion erfüllt. Dabei werden auch Vorstufen von Haarfollikeln gefunden, die jedoch aufgrund des Fehlens eines geeig-neten mesenchymalen Stimulus nicht zur vollen Ausbildung gelangen. Das sichere Über-leben der transplantierten Zellen ist eine wesentliche Voraussetzung für die Modulation der Wundheilung mit zellgebundenem Gentransfer.

4. Transplantation genetisch modifizierter Keratinozyten mit de-novo-Expression eines Peptids in der Wundheilung
In weiteren Schritten der Arbeit konnte nachgewiesen werden, daß Keratinozyten nach gentechnischer Modulation mittels retroviralem Gentransfer zur Produktion von zellfremden Peptiden (lacZ und hGH) angeregt werden können. Die Ergebnisse bestätigen erstmals, daß diese Zellen nach Transplantation in komplexe Vollhautwunden eine de-novo-Expression von Peptiden während der Wundheilung leisten können.

Der Verlauf der Sekretion des produzierten humanen Wachstumshormons ähnelt dem monophasischen Verlauf von natürlich vorkommenden Wachstumsfaktoren. Damit wird ein neuartiges Wirkprinzip zur in-situ-Produktion eines rekombinanten sezernierbaren Proteins in der Wundheilung eingeführt. Die vorliegenden Ergebnisse zeigen außerdem, daß das biologische Verhalten derartig gentechnisch modulierter Keratinozyten im Vergleich zu Kontrollen während des untersuchten Zeitraums nicht beeinflußt wird. Insbesondere sind diese Zellen zur Etablierung einer normalen Hautbarrierefunktion in der Lage.

5. Klinische Anwendungen eines kutanen Wundkammersystems zur Behandlung von Hautwunden
Eine Okklusion der Wunde mit Interventionsmöglichkeiten führt nicht nur zur schnelleren Heilung per se, sondern läßt eine Modifikation des lokalen Wundmilieus zu. Eine Bewertung des Kammersystems im Vergleich zu verschiedenen konventionellen Verbänden und chirurgischen Maßnahmen ist in Tabelle 11 dargestellt.

Das wesentliche Merkmal des untersuchten Kammersystems im Vergleich zu herkömmlichen Okklusivverbänden ist seine Eignung als Diagnose- und Applikationssystem. Besonders aussichtsreich ist die Möglichkeit, Zellen und Organoide (wie z.B. Haarfollikel) direkt in vivo in Wunden einbringen und kultivieren zu können.

Eine weitergehende Anwendungsmöglichkeit besteht in der Transplantation von genetisch modifizierten Zellen, die durch neue Funktionen den Wundheilungsprozeß optimieren.

Aus diesen Ergebnissen lassen sich für die Zukunft die folgenden klinischen Anwendungsmöglichkeiten bei chirurgischen Erkrankungen definieren:

–   Induktion einer Neoepidermis und signifikant beschleunigte Wiederherstellung der epidermalen Barrierefunktion bei Hautdefekten durch Transplantation von Keratinozytensuspensionen.
–   Verwendung gentechnisch modulierter Keratinozyten zur bedarfsgerechten regulierten Produktion von Wachstumsfaktoren während der Wundheilung.
–   De-novo-Produktion von systemisch wirksamen zellfremden Peptiden (z.B. Insulin, Gerinnungsfaktoren, Hormone) durch gentechnisch modulierte Hautkeratinozyten.
–   Produktion von immunmodulatorisch wirkenden Peptiden lokal in Fremdhautkeratinozyten zur Herabsetzung der Immunogenität allogener Transplantate.

Tabelle 11. Vergleich herkömmlicher Therapieverfahren mit dem Kammersystem in der Modulation der Wundheilung

Therapieverfahren	
Vorteil	**Nachteil**
Konservativ (trocken)	
• Vermeidung einer Operation	• Lange Behandlungsdauer, z. T. keine Heilung • Begrenzte Möglichkeiten der Verlaufskontrolle in der Wunde • Unsichere Applikation von externen Therapeutika
Konservativ (feucht)	
• Vermeidung einer Operation • Kürzere Heilungszeit als bei trockener Behandlung • Keine dermale Nekrose	• Lange Behandlungsdauer, z. T. keine Heilung • Begrenzte Möglichkeiten der Verlaufskontrolle in der Wunde • Unsichere Applikation von externen Therapeutika
Chirurgisch (operativ)	
• Schnelle Deckung von Defekten	• Operationsmorbidität (Hebedefekt) • Begrenzte Möglichkeiten der Verlaufskontrolle • Unsichere Applikation von externen Therapeutika
Lokales Kammersystem (flüssiges Milieu)	

• Schnellere spontane Epithelisierung als bei anderen lokalen Verfahren
• Keine dermale Nekrose
• Lokales Monitoring
   Infektionsstatus
   Metabolismus
   Wachstumsfaktoren
• Zugang zum Wundmilieu
• Applikation von Substanzen
   Antibiotika
   Wachstumsfaktoren
• Transplantate
   Zellen
   Organoide (z. B. Haarfollikel)
   Komplexe Transplantate
   (Epidermis, Haut)
	• Längere Behandlungsdauer als chirurgische Therapie
	• Arbeits- und zeitaufwendig

Literatur

Aaronson S A, Bottaro D P, Miki T et al. (1991) Keratinocyte growth factor. A fibroblast growth factor family member with unusual target cell specificity. Ann N Y Acad Sci 638: 62–77

Abraham P A, Perejda A J, Carnes W H et al. (1982) Marfan syndrome: Demonstration of abnormal elastin in aorta. J Clin Invest 70: 1245–1252

Allman R M (1989) Pressure ulcers among the elderly. N Engl J Med 320: 850–853

Allman R M, LaPrade C A, Noel L B et al. (1986) Pressure sores among hospitalized patients. Ann Intern Med 105: 337–342

Alsbjörn B F (1992) Biologic wound coverings in burn treatment. World J Surg 16: 43–46

Alvarez O M, Gilbreath R L (1982) Effect of dietary thiamine on intermolecular collagen cross-linking during wound repair: a mechanical and biochemical assessment. J Trauma 22: 20–24

Alvarez O M, Mertz P M, Eaglstein W H (1983) The effect of occlusive dressings on collagen synthesis and re-epithelialization in superficial wounds. J Surg Res 35: 142–148

Andree C, Swain F W, Page C P et al. (1994) In vivo transfer and expression of a human epidermal growth factor gene accelerates wound repair. Proc Natl Acad Sci U S A 91:12188–12192

Ansel J C, Luger T A, Greene I (1983) The effect of in vitro and in vivo UV irradiation on the production of ETAF activity by human and murine keratinocytes. J Invest Dermatol 81: 519–523

Antoniades H N (1992) Linking cellular injury to gene expression and human proliferative disorders: examples with the PDGF-genes. Mol Carcinog 6: 175–181

Antoniades H N, Galanopoulos T, Neville-Golden J et al. (1991) Injury induces in vivo expression of platelet-derived growth factor (PDGF) and PDGF receptor mRNAs in skin epithelial cells and PDGF-receptor-mRNA in connective tissue fibroblasts. Proc Natl Acad Sci USA 88: 565–569

Antoniades H N, Galanopoulos T, Neville-Golden J et al. (1993) Expression of growth factor and receptor mRNAs in skin epithelial cells following acute cutaneous injury. Am J Pathol 124: 1099–1110

Argenta L C, Morykwas M J (1997) Vacuum-assisted closure: a new method for wound control and treatment: clinical experience. Ann Plast Surg 38: 563–576

Arnaud J P, Humbert W, Eloy M R et al. (1981) Effect of obstructive jaundice on wound healing. Am J Surg 141: 593–596

Arons M S, Lynch J B, Lewis S R et al. (1966) Scar tissue carcinoma. Ann Surg 161: 170–188

Arquilla E R, Weringer E J, Nakajo M (1976) Wound healing: a model for the study of diabetic microangiopathy. Diabetes 25: 811–819

Bagdade J D, Root R K, Bulger R J (1974) Impaired leukocyte function in patients with poorly controlled diabetes. Diabetes 23: 9–15

Baird A, Bohlen P (1990) Fibroblast growth factors. In: Sporn M B, Roberts A B (eds) Peptide growth factors and their receptors. (Handbook Exper Pharmacol, vol 95, part 1) Springer, Berlin Heidelberg New York Tokio, p 369

Baird A, Klagsbrun M (1991) The fibroblast growth factor family. Ann N Y Acad Sci 638: 11–15

Baronio G (1804) Degli innesti animali. Stemp. e fond. del Genio, Milano

Barrandon Y, Green H (1987) Cell migration is essential for sustained growth of keratinocyte colonies: the roles of transforming growth factor-alpha and epidermal growth factor. Cell 50: 1131–1137

Barrandon Y, Green H (1987) Three clonal types of keratinocytes with different capacities for multiplication. Proc Natl Acad Sci USA 84: 2302–2306

Barsh G S, David K E, Byers P H (1982) Type I osteogenesis imperfecta: a nonfunctional allele for pro- a1(I) chains of type I procollagen. Proc Natl Acad Sci USA 79: 3838–3842

Barthe de Sandfort E (1914) De la keritherapie. Nouvelle application thermale de paraffines. Bull Acad Med (Paris) 26: 249

Bascom C C, Sipes N J, Coffey R J et al. (1989) Regulation of epithelial cell proliferation by transforming growth factors. J Cell Biochem 39: 25–32

Baxter R C, Martin J L (1989) Binding protein for IGF: structure regulator and function. Progr Growth Factor Res 1: 49–68

Bayer I, Ellis H L (1976) Jaundice and wound healing: an experimental study. Br J Surg 63: 392–396

Beck L S, Chen T L, Mikalauski P et al. (1990) Recombinant human transforming growth factor-beta 1 [(rhTGF-ß1) enhances healing and strength of granulation skin wounds]. Growth Factors 3: 267–275

Bellinger C G, Conway H (1970) Effects of silver nitrate and sulfamylon on epithelial regeneration. Plast Reconstr Surg 45: 582–585

Benveniste K, Thut P (1981) The effect of chonic alcoholism on wound healing. Proc Soc Exp Biol Med 166: 568–575

Bereiter-Hahn J, Strohmeier R, Kunzenbacher I et al. (1981) Locomotion of Xenopus epidermis cells in primary culture. J Cell Sci 52: 289–311

Bergstresser P R, Taylor J R (1977) Epidermal ‚turnover time‘ – a new examination. Br J Dermatol 96: 503–509

Bernard C (1879) Leçons sur les phénomènes de la vie communs aux animaux et aux végétaux. In: Cours De Physiologie Générale Du Museum D'Histoire Naturelle, vol 2. Baillière, Paris, p 10–11

Bernfield M, Kokenyesi R, Kato M et al. (1992) Biology of the syndecans: a family of transmembrane heparan sulfate proteoglycans. Annu Rev Cell Biol 8: 365–393

Bhora F Y, Dunkin B J, Batzri S et al. (1995) Effect of growth factors on cell proliferation and epithelialization in human skin. J Surg Res 59:236–244

Bigler C F, Norris D A, Weston W L et al. (1992) Interleukin-1 receptor antagonist production by human keratinocytes. J Invest Dermatol 98: 38–44

Billingham R E, Reynolds J (1952) Transplantation studies on sheets of pure epidermal epithelium and on epidermal cell suspensions. Br J Plast Surg 5: 25–36

Blanton R A, Kupper T S, McDougall J K et al. (1989) Regulation of Interleukin 1 and its receptor in human keratinocytes. Proc Natl Acad Sci USA 86: 1273–1277

Bloom D (1956) Heredity of keloids. NY State J Med 56: 511–519

Boyce S T, Greenhalgh D G, Kagan R J et al. (1993) Skin anatomy and antigen expression after burn wound closure with composite grafts of cultured skin cells and biopolymeres. Plast Reconstr Surg 91: 632–641

Boyce S T, Ham R G (1983) Calcium-regulated differentiation of normal human epidermal keratinocytes in chemically defined clonal culture and serum-free serial cultures. J Invest Dermatol 81(Suppl 1): 33–40

Boykin J V, Molnar J A (1992) Burn scar and skin equivalents. In: Cohen I K, Diegelmann R F, Lindblad W J (eds) Wound healing: biochemical and clinical aspects. Saunders, Philadelphia, pp 523–540

Breasted J H (1930) The Edwin Smith Surgical Papyrus. Univ. Press, Chicago

Brem H, Shing Y, Watanabe H et al. (1992) Temporal expression of basic fibroblast growth factor during wound healing. Surg Forum 43: 664–667

Brennan S S, Foster M E, Leaper D J (1984) A study of microangioneogenesis in wounds healing by secondary intention. Microcirc Endothelium Lymphatics 1: 657–669

Brennan S S, Leaper D J (1985) The effects of antiseptics on the healing wound: a study using the rabbit ear chamber. Br J Surg 72: 780–782

Breuing K, Eriksson E, Liu P Y et al. (1992) Healing of partial thickness porcine skin wounds in a liquid environment. J Surg Res 52: 50–58

Breuing K, Marikovsky M, Klagsbrun M et al. (1991) EGF-like growth factor present in porcine wound fluid. Surg Forum 42: 623–625

Briggaman R A, Yoshiike T, Cronce D J (1992) The epidermal-dermal junction and genetic disorders of this area. In: Goldsmith L A et al. (eds) Physiology, Biochemistry, and Molecular Biology of the Skin. Oxford University Press, New York, pp 1243–1266

Broadley K N, Aquino A M, Woodward S C (1989) Monospecific antibodies implicate basic fibroblast growth factor in normal wound repair. Lab Invest 61: 571–575

Bromberg B E, Song I C, Mohn M P (1965) The use of pig skin as a temporary biological dressing. Plast Reconstr Surg 36: 80–90

Brown C, Stenn K S, Falk R J et al. Vitronectin (1991) Effects on keratinocyte motility and inhibition of collagen-induced motility. J Invest Dermatol 96: 724–728

Brown G L, Nanney L B, Griffen J et al. (1989) Enhancement of wound healing by topical treatment with epidermal growth factor. N Engl J Med 321: 111–112

Brown H (1992) Wound healing research through the ages. In: Cohen I K, Diegelmann R F, Lindblad W J (eds) Wound healing: Biochemical and clinical aspects. Saunders, Philadelphia, pp 5–18

Brown L F, Yeo K T, Berse B et al. (1992) Expression of vascular permeability factor (vascular endothelial growth factor) by epidermal keratinocytes during wound healing. J Exp Med 176: 1375–1379

Buck R C (1979) Cell migration in repair of mouse corneal epithelium. Invest Ophthalmol Vis Sci 18: 767–784

Buckley A, Davidson J M, Kamerath C D et al. (1987) Epidermal growth factor increases granulation tissue formation dose dependently. J Surg Res 43: 322–328

Bullough W S, Laurence E B (1966) The diurnel cycle in epidermal mitotic duration and its relation to chalone and adrenalin. Exp Cell Res 43: 343–350

Burd D A, Longaker M T, Rittenberg T et al. (1991) In vitro foetal wound contraction: the effect of amnionic fluid. Br J Plast Surg 44: 302–305

Callam M J, Harper D R, Dale J J et al. (1987) Chronic ulcer of the leg: clinical history. Br Med J 294: 1389–1391

Caraway W T (1959) Micromethods for Blood analysis. Thomas, Springfield IL, pp 17

Carpenter G, Wahl M I (1990) The epidermal growth factor family. In: Sporn M B, Roberts A B (eds) Peptide growth factors and their receptors, vol 95, part 1 (Handbook of Experimental Pharmacol). Springer, Berlin Heidelberg New York Tokio, p 69

Carrel A (1916) Carrel-Dakin solution. JAMA 67: 1777–1778

Carrico T J, Mehrhof A I, Cohen I K (1984) Biology of wound healing. Surg Clin North Am 64: 731–733

Cepko C, Turner D, Price J et al. (1987) Retrovirus-mediated gene transfer and expression in the nervous system. In: Miller J H, Calos M P (eds) Current communications in molecular biology. Cold Spring Lab. Press, Cold Spring Harbor, NY, pp 15–17

Chambers R, Rényi G S (1925) The structure of the cells in tissues as revealed by microdissection. I.The physical relationships of the cells in epithelia. Am J Anat 35: 385–402

Chang N, Mathes S J (1982) Comparison of the effect of bacterial inoculation in musculocutaneous and random-patterned flaps. Plast Reconstr Surg 70: 1–10

Chang P L, Capone J P, Brown G M (1990) Autologous fibroblast implantation. Feasibility and potential problems in gene replacement therapy. Mol Biol Med 7: 461–470

Chen T L, Bates R L, Xu Y et al. (1992) Human recombinant transforming growth factor-β1 modulation of biochemical and cellular events in healing of ulcer wounds. J Invest Dermatol 98: 428–435

Chlebowski R T, Heber D (1986) Metabolic abnormalities in cancer patients: carbohydrate metabolism. Surg Clin North Am 66: 957–968

Christophers E (1972) Kinetic aspects of wound healing. In: Maibach H I, Rovee D T (eds) Epidermal wound healing. Year Book Medical Publishers, Chicago, pp 53–70

Clark R A (1990) Fibronectin matrix deposition and fibronectin receptor expression in healing and normal skin. J Invest Dermatol 94: 128–134

Clark R A (1992) Cutaneous wound repair. In: Goldsmith L A et al. (eds) Physiology, Biochemistry, and Molecular Biology of the Skin.. Oxford University Press, New York, pp 576–601

Clark R A, Lanigan J M, DellaPelle P et al. (1982) Fibronectin and fibrin provide a provisional matrix for epidermal cell migration during wound epithelialization. J Invest Dermatol 79: 264–269

Clark R A, Winn H J, Dvorak H F et al. (1983) Fibronectin beneath reepithelializing epidermis in vivo: sources and significance. J Invest Dermatol 80: 26–30

Clemens W G, Hoekman K, Offringa R et al. (1992) Regulation of parathyroid hormone-like protein production in cultured normal and malignant keratinocytes. J Invest Dermatol 98: 198–203

Coerper S, Koveker G, Flesch I et al. (1995) Ulcus cruris venosum: surgical debridement, antibiotic therapy and stimulation with thrombocytic growth factors. Langenbecks Arch Chir 380: 102–107

Cohen I K, Mast B A (1990) Models of wound healing. J Trauma 30 (Suppl): 149–155

Cohen I K, Moore C D, Diegelmann R F (1979) Onset and localization of collagen synthesis during wound healing in open rat skin wounds. Proc Soc Exp Biol Med 160: 458–462

Cohen S (1962) Isolation of a mouse submaxillary gland protein accelerating incisor eruption and eyelid opening in the newborn animal. J Biol Chem 237: 1555–1562

Cohen S (1965) The stimulation of epidermal proliferation by a specific protein (EGF). Dev Biol 12: 394–407

Colige A, Nusgens B, Lapiere C M (1990) Response to epidermal growth factor of skin fibroblasts from donors of varying age is modulated by the extracellular matrix. J Cell Physiol 145: 450–457

Colin J F, Elliot P, Ellis H (1979) The effect of uraemia upon wound healing. Br J Surg 66: 793–797

Compton C C, Gill J M, Bradford DA et al. (1989) Skin regenerated from cultured epithelielial autografts on full thickness burn wounds from 6 days to 5 years after grafting: A light, electronmicroscopic and immunohistochemical study. Lab Invest 60: 600–612

Cook J J, Haynes K M, Werther GA (1988) Mitogenic effects of growth hormone in cultured human fibroblasts. J Clin Invest 81: 206–212

Cook P W, Coffey R J Jr, Magun B E et al. (1990) Expression and regulation of mRNA coding for acidic and basic fibroblast growth factor and transforming growth factor alpha in cells derived from human skin. Mol Endocrinol 4: 1377–1385

Cooper M L, Boyce S T, Hansbrough J F et al. (1990) Cytotoxicity to cultured human keratinocytes of topical antimicrobial agents. J Surg Res 48: 190–195

Cooper M L, Hansbrough J F (1991) Use of a composite skin graft composed of cultured human keratinocytes and fibroblasts and a collagen-GAG matrix to cover full-thickness wounds on athymic mice. Surgery 109: 198–207

Cosman A, Feliciano W C, Wolff M (1977) Pentazocine ulcers. Plast Reconstr Surg 59: 255–259

Cotsarelis G, Cheng S Z, Dong G et al. (1989) Existence of slow-cycling limbal epithelial basal cells that can be preferentially stimulated to proliferate: implications on epithelial stem cells. Cell 57: 201–209

Cotsarelis G, Sun TT Lavker R M (1990) Label-retaining cells in the bulge area of pilosebaceous unit: implications for follicular stem cells, hair cycle, and skin carcinogenesis. Cell 61: 1329–1337

Cromack D T, Pierce G F, Mustoe T A (1991) TGF-β and PDBF mediated tissue repair: identifying mechanisms of action using impaired and normal models of wound healing. In: Barbul A et al. (eds) Clinical and Experimental Approaches to Dermal and Epidermal Repair: Normal and Chronic Wounds. (Progress in Clinical and Biological Research Ser, vol 1) Wiley, New York, pp 359–373

Cromack D T, Porras-Reyes B, Mustoe T A (1990) Current concepts in wound healing: growth factor and macrophage interaction. J Trauma 30 (Suppl): 129–133

Cromack D T, Porras-Reyes B, Purdy J A et al. (1993) Acceleration of tissue repair by transforming growth factor-β1: identification of in-vivo mechanism of action with radiotherapy-induced healing deficits. Surgery 113: 36–42

Cromack D T, Sporn M B, Roberts A B et al. (1993) Transforming growth factor beta level in rat wound chambers. J Surg Res (1987) 42: 622–628

Cruse P J, Foord R (1973) A prospective five year study of 23,649 surgical wounds. Arch Surg 107: 206–210

Cunningham C C (1992) Actin structural proteins in cell motility. Cancer Metastasis Rev 11: 69–77

Cunningham C C, Stossel T P, Kwiatkowski D J (1991) Enhanced motility in NIH 3T3 fibroblasts that overexpress gelsolin. Science 251: 1233–1236

Cunningham C C, Gorlin J B, Kwiatkowski D J et al. (1992) Actin-binding protein requirement for cortical stability and efficient locomotion. Science 255: 325–327

Czech M P (1989) Signal transmission by the insulin-like growth factors. Cell 59: 235–238

Dabb R W, Davis R M (1984) Latissimus dorsi free flaps in the elderly) an alternative to below-knee amputation. Plast Reconstr Surg 73: 633–640

Danilenko DM, Ring BD, Tarpley JE et al. (1995) Growth factors in porcine full and partial thickness burn repair. Differing targets and effects of keratinocyte growth factor, platelet- derived growth factor-BB, epidermal growth factor, and neu differentiation factor. Am J Pathol 147: 1261–1277.

Danos O, Mulligan R C (1988) Safe and efficient generation of recombinant retroviruses with amphotropic and ecotropic host ranges. Proc Natl Acad Sci 85: 6460–6464

Davidson J M, Klagsbrun M, Hill K E et al. (1985) Accelerated wound repair, cell proliferation, and collagen accumulation are produced by a cartilage derived factor. J Cell Biol 100: 1219–1227

Delisa J A, Mikulic M A (1985) Pressure ulcers. What to do if preventive management fails. Postgrad Med 77: 218–220

De Palma R L, Krummel T M, Durham LA 3rd et al. (1989) Characterization and quantitation of wound matrix in the fetal rabbit. Matrix 9: 224–231

Derynck R, Jarrett J A, Chen E Y et al. (1985) Human transforming growth factor-ß complementary DNA sequence and expression in normal and transformed cells. Nature 316: 701–705

Deuel T F (1987) Polypeptide growth factor : roles in normal and abnormal cell growth. Annu Rev Cell Biol 3: 443–492

Deuel T F, Huang J S (1984) Platelet-derived growth factor. Structure, function, and roles in normal and transformed cells. J Clin Invest 74: 669–676

Devereauz D F, Thistlethwaite P A, Thibault L F et al. (1979) Effects of tumor bearing and protein depletion on wound breaking strength in the rat. J Surg Res 27: 233–238

Dhawan J, Pan L C, Pavlath G K et al. (1991) Systemic delivery of human growth hormone by injection of genetically engineered myoblasts. Science 254: 1509–1512

Dinarello C A (1991) Interleukin-1 and Interleukin-1 antagonism. Blood 8: 1627–1652

Dolmain C E (1972) Alexander Fleming. In: Gillispie C C (ed) Dictionary of scientific biography, vol 6. Scribner, New York, pp 28–31

Doucette M M, Fylling C, Knighton D R (1989) Amputation prevention in a high-risk population through comprehensive wound-healing protocol. Arch Phys Med Rehab 70: 780–785

Druker B J, Mamon H J, Roberts T M (1989) Oncogenes, growth factors, and signal transduction. N Engl J Med 321: 1383–1391

DuNuoy P, Carrell A (1921) Cicatrization of wounds. J Exp Med 34: 339–348

Dvonch V M, Murphey R J, Matsuoka J et al. (1992) Changes in growth factor levels in human wound fluid. Surgery 112: 18–23

Dvorak H F (1986) Tumors: Wounds that do not heal. N Engl J Med 315: 1650–1659

Dyson M, Young S, Pendle C L et al. (1988) Comparison of the effects of moist and dry conditions on dermal repair. J Invest Dermatol 91: 434–439

Dyson M, Young S R, Hart J et al. (1992) Comparison of the effects of moist and dry conditions on the process of angiogenesis during dermal repair. J Invest Dermatol 99: 729–733

Ebbell B (1937) The papyrus Ebers. The greatest Egyptian medical document. Levin & Munksgaard, Copenhagen

Ebert K M, Low M J, Overstrom E W et al. (1988) A Moloney MLV-Rat somatotropin fusion gene produces biologically active somatotropin in a transgenic pig. Mol Endocrinol 2: 277–283

Edlich R F, Panek P H, Rodeheaver G T (1973) Physical and chemical configuration of sutures in the development of surgical infections. Ann Surg 177: 679–688

Edlich R F, Rogers W, Kasper G et al. (1969) Studies in the management of the contaminated wound.I.-Optimal time for closure of contaminated open wounds. II.Comparison of resistance to infection of open and closed wounds during healing. Am J Surg 117: 323–329

Ehrlich H P, Rajaratnam J B (1990) Cell locomotion forces versus cell contraction forces for collagen lattice contraction: an in vitro model of wound contraction. Tissue Cell 22: 407–417

Eisinger M, Sadan S, Silver I A et al. (1988) Growth regulation of skin cells by epidermal cell-derived factors: implications for wound healing. Proc Natl Acad Sci USA 85: 1937–1941

Eldad A, Chaouat M, Weinberg A et al. (1992) Phospohorus pentachloride chemical burn – a slowly healing injury. Burns 18: 340–341

Elder J T, Fisher G J, Duell E A et al. (1992) Regulation of keratinocyte growth and differentiation : Interactive signal transduction pathways. In: Goldsmith L A et al. (eds) Physiology, Biochemistry, and Molecular Biology of the Skin, vol 1. Oxford University Press, New York, pp 266–313

Elias P M, Friend D S (1975) The permeability barrier in mammalian epidermis. J Cell Biol 65: 180–191

Eming S A, Medalie D A,Tompkins R G et al. (1998) Genetically modified human keratinocytes overexpressing PDGF-A enhance the performance of a composite skin graft . Hum Gene Ther 9: 529–539

Eriksson E, Breuing K, Johanson L B et al. (1989) Growth factor solutions for wound treatment in pigs. Surg Forum 40: 618–620

Eriksson E, Liu P Y, Zeckel Y et al. (1991) In vivo cell culture accelerates reepithelialization. Surg Forum 41: 670–673

Fabre J W, Cullen P R (1989) Rejection of cultured keratinocyte allografts in the rat. Transplantation 48: 306–315

Falanga V, Eaglstein W H, Bucalo B et al. (1992) Topical use of human recombinant epidermal growth factor (h-EGF) in venous ulcers. J Dermatol Surg Oncol 18: 604–606

Falco J P, Taylor W G, DiFiore P P et al. (1988) Interactions of growth factors and retroviral oncogenes with mitogenic signal transduction pathways of Balb/MK keratinocytes. Oncogene 2: 573–578

Fenjves E S, Gordon D A, Pershing L K et al. (1989) Systemic distribution of apolipoprotein E secreted by grafts of epidermal keratinocytes: implications for epidermal function and gene therapy. Proc Natl Acad Sci USA 86: 8803–8807

Fenjves E S, Lee J I, Garlick J A et al. (1990) Prospects for epithelial gene therapy. In: Sutherland B M, Woodhead A D (eds) DNA damage and repair in human tissues. Plenum, New York, pp 215–223

Fernandez-Madrid F, Prasad A S, Oberleas D (1973) Effect of zinc deficiency on nucleic acids, collagen and noncollagenous protein of the connective tissue. J Lab Clin Med 82: 951–961

Finch P W, Rubin J S, Miki T et al. (1989) Human KGF is FGF-related with properties of a paracrine effector of epithelial cell growth. Science 245: 752–755

Finzi E, Fleming T, Pierce J H (1990) Retroviral expression of transforming growth factor-alpha does not transform fibroblasts or keratinocytes. J Invest Dermatol 95: 382–387

Finzi E, Harkins R, Horn T (1991) TGF-a is widely expressed in differentiated as well as hyperproliferative skin epithelium. J Invest Dermatol 96: 328–332

Fishel R, Barbul A, Wasserkrug H L et al. (1983) Cyclosporine A impairs wound healing in rats. J Surg Res 34: 572–575

Fleischer W, Reimer K (1997) Povidone-Iodine in antisepsis – state of the art. Dermatology 195:3–9

Flowers M E, Stockschlaeder M A, Schuening F G et al. (1990) Long-term transplantation of canine keratinocytes made resistant to G418 through retrovirus-mediated gene transfer. Proc Natl Acad Sci 87: 2349–2353

Folkman J, Klagsbrun M (1987) Angiogenic factors. Science 235: 442–447

Folkman J, Szabo S, Stovroff M (1991) Duodenal ulcer. Discovery of a new mechanism and development of angiogenic therapy that accelerates healing. Ann Surg 214: 414–427

Forrest C R, Pang C Y, Lindsay W K (1987) Dose and time effects of nicotine treatment on the capillary blood flow and viability of random pattern skin flaps in the rat. Br J Plast Surg 40: 295–299

Fourtanier A Y, Courty J, Muller E et al. (1986) Eye-derived growth factor isolated from bovine retina and used for epidermal wound healing in vivo. J Invest Dermatol 87: 76–80

Franklin J D, Lynch J B (1979) Effects of topical applications of epidermal growth factor on wound healing. Plast Reconstr Surg 64: 766–770

Freiman M, Seifter E, Connerton C et al. (1970) Vitamin A deficiency and surgical stress. Surg Forum 21: 81–82

Friedman S J, Su W P (1984) Management of leg ulcers with hydrocolloid occlusive dressings. Arch Dermatol 120: 1329–1336

Friend E (1895) The treatment of extensive burns. JAMA 24: 41

Fuchs E (1992) Genetic skin disorders of keratin. J Invest Dermatol 99: 671–674

Fujikawa L S, Foster C S, Gipson I K et al. (1984) Basement membrane components in healing rabbit corneal epithelial wounds: immunofluorescence and ultrastructural studies. J Cell Biol 98: 128–138

Gabbiani G, Chaponnier C, Hüttner I (1978) Cytoplasmatic filaments and gap junctions in epithelial cells and myofibroblasts during wound healing. J Cell Biol 76: 561–568

Gabbiani G, Ryan G B (1974) Development of a contractile apparatus in epithelial cells during epidermal and liver regeneration. J Submicrosc Cytol Pathol 6: 143–157

Gallico G G 3d, O'Connor N E, Compton C C et al. (1989) Cultured epithelial autografts for giant congenital nevi. Plast Reconstr Surg 84: 1–9

Galvin S, Loomis C, Manabe M et al. (1989) The major pathways of keratinocyte differentiation as defined by keratin expression: an overview. Adv Dermatol 4: 277–300

Gang R K, Bajec J, Krishna J et al. (1996) Unusual development of granulomas on the healing surface of burn wounds associated with MRSA infections. Burns 22:57–61

Garlick J A, Katz A B, Fenjves E S et al. (1991) Retrovirus-mediated transduction of cultured epidermal keratinocytes. J Invest Dermatol 97: 824–829

Garrel D R, Gaudreau P, Zhang L M et al. (1991) Chronic administration of growth hormone-releasing factor increases wound strength and collagen maturation in granulation tissue. J Surg Res 51: 297–302

Gartner M H, Benson J D, Caldwell M D (1992) Insulin-like growth factors I and II expression in the healing wound. J Surg Res 52: 389–394

Ger R (1977) Muscle transposition for treatment and prevention of chronic post-traumatic osteomyelitis of the tibia. J Bone Joint Surg 59: 784 –791

Geronemus R G, Mertz P M, Eaglstein W H (1979) Wound healing. The effects of topical antimicrobial agents. Arch Dermatol 115: 1311–1314

Gibson T, Medawar P B (1943) The fate of skin homografts in man. J Anat (London) 77: 299–310

Gillman T, Penn J (1956) Studies on the repair of cutaneous wounds. Med Proc 2: 121–125

Godfrey M, Menashe V, Weleber RG et al. (1990) Cosegregation of elastin-associated microfibrillar abnormalities with the Marfan phenotype in families. Am J Hum Genet 46: 652–660

Godina M (1986) Early microsurgical reconstruction of complex trauma of the extremities. Plast Reconstr Surg 78: 285–294

Goodson W H, Hunt T K (1977) Studies on wound healing in experimental diabetes mellitus. J Surg Res 22: 221–227

Goodson W H, Hunt T K (1979) Wound healing and aging. J Invest Dermatol 73: 88–91

Goodson W H, Lindenfeld S M, Omachi R S et al. (1982) Chronic uremia causes poor healing. Surg Forum 33: 54–56

Goris R J, te Boekhorst T P, Nuytinck J K et al. (1985) Multiple-organ failure. Generalized autodestructive inflammation? Arch Surg 120: 1109–1115

Gospodarowicz D (1991) Biological activities of fibroblast growth factors. Ann N Y Acad Sci 638: 1–8

Goss R J (1992) Regeneration versus repair. In: Cohen I K, Diegelmann R F, Lindblad W J (eds) Wound healing: biochemical and clinical aspects. Saunders, Philadelphia, pp 20–39

Gottrupp F, Andreassen T T (1981) Healing of incisional wounds in stomach and duodenum: the influence of experimental diabetes. J Surg Res 31: 61–68

Greaney M G, Van Noort R, Smythe A et al. (1979) Does obstructive jaundice adversely affect wound healing? Br J Surg 66: 478–481

Green H (1978) Cyclic AMP in relation to proliferation of the epidermal cell: a new view. Cell 15: 801–811

Green H (1991) Cultured cells for the treatment of disease. Sci Am 265: 96–102

Green H, Kehinde O, Thomas J (1979) Growth of cultured human epidermal cells into multiple epithelia suitable for grafting. Proc Natl Acad Sci USA 76: 5665–5668

Greenhalgh D G, Sprugel K H, Murray M J et al. (1990) PDGF and FGF stimulate wound healing in the genetically diabetic mouse. Am J Pathol 136: 1235–1246

Grillo H C, Gross J (1959) Studies in wound healing) III. Contraction in vitamin C deficiency. Pro Soc Exp Biol Med 101: 268–270

Grillo H C, Gross J (1967) Collagenolytic activity during mammalian wound repair. Dev Biol 15: 300–317

Grinnell F (1990) The activated keratinocyte: up-regulation of cell adhesion and migration during wound healing. J Trauma 30 (suppl): 144–149

Grinnell F, Billingham R E, Burgess L (1981) Distribution of fibronectin during wound healing in vivo. J Invest Dermatol 76: 181–189

Grondahl-Hansen J, Lund L R, Ralfkiaer E et al. (1988) Urokinase- and tissue-type plasminogen activators in keratinocytes during wound reepithelialization in vivo. J Invest Dermatol 90: 790–795

Grotendorst G R, Soma Y, Takehara K et al. (1989) EGF and TGF-alpha are potent chemoattractants for endothelial cells and EGF-like peptides are present at sites of tissue regeneration. Cell Pysiology 139: 617–623

Grove G L (1982) Age-related differences in healing of superficial skin wounds in humans. Arch Dermatol Res 272: 381–385

Habenicht A (ed) (1990) Growth factors, differentiation factors, and cytokines. Springer, Berlin Heidelberg New York Tokio

Halaban R, Langdon R, Birchall N et al. (1988) Basic fibroblast growth factor. J Cell Biol 107: 1611–1619

Halprin K M (1972) Epidermal „turnover time" – a re-examination. Br J Dermatol 86: 14–19

Hammer R E, Pursel V G, Rexroad C E Jr et al. (1985) Production of transgenic rabbits, sheep, and pigs by microinjection. Nature 315: 680–683

Hansbrough J F, Boyce S T, Cooper M L et al. (1989) Burn wound closure with cultured autologous keratinocytes and fibroblasts attached to a collagen-glycosaminoglycan substrate. JAMA 262: 2125–2130

Hansson C, Andersson E, Swanback G (1987) A follow-up study of leg and foot ulcer patients. Acta Derm Venereol (Stockh) 67: 496–500

Hansson C, Andersson E, Swanbeck G (1988) Leg ulcer epidemiology in Gothenburg. Acta Chir Scand 544 (Suppl): 12–16

Hansson H A, Jennische E, Skottner A (1987) Regenerating endothelial cells express IGF-1 immunoreactivity after arterial injury. Cell Tissue Res 250: 499–505

Harper J R, Greenhalgh D A, Yuspa S H (1988) Expression of transfected DNA by primary murine keratinocytes. J Invest Dermatol 91: 150–153

Hart C E, Bowen-Pope D F (1990) Platelet-derived growth factor receptor: current views of the two-subunit model. J Invest Dermatol 94 (Suppl): 53–57

Hebra F (1861) Ueber continuirliche allgemeine Baeder und deren Anwendung bei Behandlung von Verbrennungen. Allg Wiener Med Z 6: 351–352

Hempstead B L, Schleifer L S, Chao M V (1989) Expression of functional nerve growth factor receptors after gene transfer. Science 243: 373–375

Henckel von Donnersmarck G, Muhlbauer W, Hofter E et al. (1995) Use of keratinocyte cultures in treatment of severe burns–experiences up to now, outlook for further subsequent developments, Unfallchirurg 98: 229–232.

Hennings H, Holbrook K A, Yuspa S H (1983) Potassium mediation of calcium-induced terminal differentiation of epidermal cells in culture. J Invest Dermatol 81: 50–55

Hickerson W L, Compton C, Fletchall S, Smith L R (1994) Cultured epidermal autografts and allodermis combination for permanent burn wound coverage. Burns 20: 52–55

Higashiyama S, Abraham J, Miller J et al. (1991) A heparin-binding growth factor secreted by macrophage-like cells that is related to EGF. Science 251: 936–939

Holbrook K A, Hennings H (1983) Phenotypic expression of epidermal cells in vitro: a review. J Invest Dermatol 81 (Suppl): 11–24

Holt D R, Kirk S J, Regan M C et al. (1992) Effect of age on wound healing in healthy human beings. Surgery 112: 293–298

Howes E L, Harvey S C (1932) The age factor in the velocity of the growth of fibroblasts in the healing wound. J Exp Med 55: 577–590

Howes E L, Plotz C M, Blunt J W Jr et al. (1950) Retardation of wound healing by cortisone. Surgery 28: 177–181

Hudson L G, Gill G N (1987) Regulation of gene expression by epidermal growth factor. In: Setlow J K (ed) Genetic engineering: Principles and Methods. Plenum, New York, pp 137–151

Hulscy T K, O'Neill J A, Noblett W R et al. (1980) Experimental wound healing in essential fatty acid deficiency. J Ped Surg 15: 505–508

Hunt T K, Ehrlich H P, Garcia J P et al. (1969) Effect of vitamin A on reversing the inhibitory effect of cortisone on the healing of open wounds in animals and man. Ann Surg 170: 633–641

Hunt T K, Knighton D, Goodson W (1985) Wound healing. In: Way L K, Dunphy E (eds) Current Surgical Diagnosis and Treatment. Lange, Philadelphia, pp 86–98

Hunt T K, Pai M P (1972) The effect of varying ambient oxygen tensions on wound metabolism and collagen synthesis. Surg Gynecol Obstet 135: 561–567

Hunt T K, Zederfeldt B H, Goldstick T K et al. (1967) Tissue oxygen tensions during controlled hemorrhage. Surg Forum 18: 3–4

Hunter J (1823) The blood, inflammation and gunshot wounds. Webster, Philadelphia

Hurt A, Eriksson E (1986) Management of the burn wound. Clin Plast Surg 13: 57–67

Hutchinson J J (1989) Prevalence of wound infection under occlusive dressings : a collective study of reported research. Wounds 1: 123–133

Hutchinson J J, Lawrence J C (1991) Wound infection under occlusive dressings. J Hosp Infect 17: 83–94

Hutchinson J J, McGuckin M (1990) Occlusive dressings: a microbiologic and clinical review. Am J Infect Control 18: 257–268

Hynes R O (1987) Integrins: a family of cell surface receptors. Cell 48: 549–554

Jackson DM (1953) Diagnosis of depth of burning. Br J Surg 40: 588–596

Jennings R W, Hunt T K (1991) Overview of postnatal wound healing. In: Adzick N S, Longaker M T (eds) Fetal wound healing. Elsevier, Amsterdam, pp 25–52

Jennische E, Isgaard J, Isaksson O G (1992) Local expression of insulin-like growth factors during tissue growth and regeneration. In: Schofield P N (ed) The insulin-like growth factors. Oxford Univ Press, Oxford, pp 221–239

Jennische E, Skottner A, Hansson H A (1987) Dynamic changes in insulin-like growth factor I immunoreactivity correlate to repair events in rat ear after freeze-thaw injury. Exp Mol Pathol 47: 193–201

Jensen T G, Jensen P K, Nørgård J O et al. (1990) High-frequency transfection of cultured human epidermal basal cells that differentiate to form a multilayered tissue. Exp Cell Res 189: 163–168

Jensen U B, Jensen T G, Jensen P K et al. (1992) Human keratinocytes transfected with growth factor genes in vitro form a multilayered tissue that can be transplanted onto nude mice: an approach to somatic gene therapy of skin ulcers. J Invest Dermatol 98: 827

Jetten A M (1987) Multistep process of squamous differentiation of tracheobronchial epithelial cells. Dermatologica 175: 37–44

Johnson T (1649) The works of that famous chirurgion Ambrose Parey (Ambroise Paré). Côtes & Du-Gaard, London

Jonkman M F (1989) Epidermal wound healing between moist and dry. Rijksuniversiteit, Groningen

Jonkman M F, Bruin P, Hoeksma E A et al. (1988) A clot-inducing wound covering with high vapour permeability: enhancing effects on epidermal wound healing in partial-thickness wounds in guinea pigs. Surgery 104: 537–545

Jonkman M F, Hoeksma E A, Nieuwenhuis P (1990) Accelerated epithelialization under a highly vaporpermeable wound dressing is associated with increased precipitation of fibrin(ogen) and fibronectin. J Invest Dermatol 94: 477–484

Kaiser H W, Stark G B, Kopp J et al. (1994) Cultured autologous keratinocytes in fibrin glue suspension, exclusively and combined with STS-allograft (preliminary clinical and histological report of a new technique). Burns 20: 23–29.

Karasek J, Oehlert W (1968) Die Ultrastruktur der Epidermis des Schweines: I. Stratum basale und Stratum spinosum. Z Mikrosk Anat Forsch 78: 133–144

Karasek J, Oehlert W (1968) Die Ultrastruktur der Schweine-Epidermis: II.Stratum granulosum und corneum. Z Mikrosk Anat Forsch 79: 157–169

Karasek M A (1983) Culture of human keratinocytes in liquid medium. J Invest Dermatol 81: 24–28

Katz M H, Alvarez A F, Kirsner R S et al. (1991) Human wound fluid from acute wounds stimulates fibroblast and endothelial cell growth. J Am Acad Dermatol 25: 1054–1058

Ke Y, Gerwin B I, Ruskie S E et al. (1990) Cell density governs the ability of human bronchial epithelial cells to recognize serum and transforming growth factor beta-1 as squamous differentiation-inducing agents. Am J Pathol 137: 833–843

Keck P J, Hauser S D, Krivi G et al. (1989) Vascular permeability factor, an endothelial cell mitogen related to PDGF. Science 246: 1309–1312

Kelley S F, Felix A M, Ehrlich H P (1990) The antagonism of glucocorticoid inhibition of wound healing in rats by growth hormone-releasing factor. Pro Soc Exp Biol Med 194: 320–326

Kennedy D F, Cliff W J (1979) A systematic study of wound contraction in mammalian skin. Pathology 11: 207–222

Kentish J (1797) An essay on burns, which happen to workmen in mines. Robinson, Edinburgh

Ketchum L D, Robinson D W, Masters F W (1967) The degradation of mature collagen: a laboratory study. Plast Reconstr Surg 40: 89–91

King L E, Gates R E, Stoscheck C M et al. (1990) The EGF/TGFa receptor in skin. J Invest Dermatol 94: 164–170

King L E, Stoschek C M, Gates R E et al. (1992) Epidermal growth factor and transforming growth factor. In: Goldsmith L A et al. (eds) Physiology, Biochemistry, and Molecular Biology of the Skin. Oxford University Press, New York, pp 329–350

Klagsbrun M (1990) The affinity of fibroblast growth factors (FGFs) for heparin; FGF-heparan sulfate interactions in cells and extracellular matrix. Curr Opin Cell Biol 2: 857–863

Kligman A M (1965) The bacteriology of normal skin. In: Wolcott B W, Rund D A (eds) Skin bacteria and their role in infection.. McGraw-Hill, New York, pp 13–21

Kligman A M (1979) Perspectives and problems in cutaneous gerontology. J Invest Dermatol 73: 39–46

Knighton D R, Ciresi K, Fiegel V D et al. (1990) Stimulation of repair in chronic, nonhealing, cutaneous ulcers using platelet-derived wound healing formula. Surg Gynec Obstet 170: 56–60

Knighton D R, Fiegel V D (1991) Regulation of cutaneous wound healing by growth factors and the microenvironment. Invest Radiol 26: 604–611

Knighton D R, Halliday B, Hunt T K (1984) Oxygen as an antibiotic. The effect of inspired oxygen on infection. Arch Surg 119: 199–204

Knighton D R, Silver I A, Hunt T K (1981) Regulation of wound-healing angiogenesis: effect of oxygen gradients and inspired oxygen concentrations. Surgery 90: 262–270

Knöchel W, Tiedemann H (1989) Embryonic inducers, growth factors, transcription factors and oncogenes. Cell Differ Dev 26: 163–171

Kosiak M (1959) Etiology and pathology of ischemic ulcers. Arch Phys Med Rehabil 40: 62–69

Kozol R A, Gillies C, Elgebaly S A (1988) Effect of sodium hypochlorite on cells of the wound module. Arch Surg 123: 420–423

Kreis R W, Hoekstra M J, Mackie D P et al. (1992) Historical appraisal of the use of skin allografts in the treatment of extensive full skin thickness burns at the Red Cross Hospital Burns Centre, Beverwijk, The Netherlands. Burns 18 (Suppl): 19–22

Krizek T J, Robson M C, Kho E (1967) Bacterial growth and skin graft survival. Surg Forum 18: 518–519

Ksander G A, Chu G H, McMullin H et al. (1990) Transforming growth factors-beta 1 and -beta 2 enhance connective tissue formation in animal models of dermal wound healing by secondary intent. Ann N Y Acad Sci 593: 135–147

Ksander G A, Ogawa Y, Chu G H et al. (1990) Exogenous transforming growth factor-beta 2 enhances connective tissue formation and wound strength in guinea pig dermal wounds healing by secondary intent. Ann Surg 211: 288–292

Ksander G A, Pratt B M, Desilets-Avis P et al. (1990) Inhibition of connective tissue formation in dermal wounds covered with synthetic, moisture vapor-permeable dressings and its reversal by transforming growth factor-beta. J Invest Dermatol 95: 195–202

Kupper T S, Lee F, Birchall N et al. (1988) Interleukin 1 binds to specific receptors on human keratinocytes and induces granulocyte macrophage colony-stimulating factor mRNA and protein. J Clin Invest 82: 1787–1792

Kurzer M, Meguid M M (1986) Cancer and protein metabolism. Surg Clin North Am 66: 969–1001

Langer R, Vacanti J P (1993) Tissue engineering. Science 260: 920–926

Lavker R M, Sun T T (1982) Heterogeneity in epidermal basal keratinocytes: morphological and functional correlations. Science 215: 1239–1241

Lavker R M, Sun T T (1983) Rapid modulation of keratinocyte differentiation by the external environment. J Invest Dermatol 80: 228–237

Lawrence W T (1992) Clinical management of nonhealing wounds. In: Cohen I K, Diegelmann R F, Lindblad W J (eds) Wound healing – biochemical and clinical aspects. Saunders, Philadelphia, pp 541–561

Lazarus G S, Cooper D M, Knighton D R et al. (1992) Definitions and guidelines for assessment of wounds and evaluation of healing. Scars Stripes 2: 7–14

Lee J I, Taichman L B (1989) Transient expression of a transfected gene in cultured epidermal keratinocytes: implications for future studies. J Invest Dermatol 92: 267 –271

Leek M D, Barlow Y M (1992) Granulomatous lesions following intradermal injection of hydrocolloid wound dressings. Smith & Nephew Research, Gilston Park, Harlow, Essex

Leek M D, Barlow Y M (1992) Tissue reactions induced by hydrocolloid wound dressings. J Anat 180: 545–551

Leigh I M, Purkis P E, Navsaria H A et al. (1987) Treatment of chronic venous ulcers with sheets of cultured allogenic keratinocytes. Br J Dermatol 117: 591–597

Limat A, Breitkreuz D, Hunziker T et al. (1991) Restoration of the epidermal phenotype by follicular outer root sheath cells in recombinant culture with dermal fibroblasts. Exp Cell Res 194: 218–227

Lindahl A, Teumer J, Green H (1990) Cellular aspects of gene therapy. In: Westermark B, Betsholtz C, Hökfelt B (eds) Growth factors in health and disease. Basic and clinical aspects. Elsevier, Amsterdam, pp 383–392

Linton R R (1953) Post-thrombotic ulceration of the lower extremity. Ann Surg 138: 415–432

Lister J (1867) Illustrations of the antiseptic treatment in surgery. Lancet 2: 668–669

Lobie P E, Breipohl W, Lincoln D T et al. (1990) Localization of growth hormone like peptide receptor in skin. J Endocrinol 126: 467–471

Lofts J A (1991) Cost analysis of a major burn. N Z Med J 104: 488–490

Longaker M T, Chiu E S, Harrison M R et al. (1989) Studies in fetal wound healing: IV. Hyaluronic acid-stimulating activity distinguishes fetal wound fluid from adult wound fluid. Ann Surg 210: 667–672

Longaker M T, Werner S, Peters K G et al. (1992) In vivo expression of fibroblast growth factors during repair. Surg Forum 43: 667–668

Luedke D W, Kennedy P S, Rietscheln R L (1979) Histopathogenesis of skin and subcutaneous injury induced by adriamycin. Plast Reconstr Surg 63: 463–465

Lydon M J, Johnson E R, Scudder C et al. (1988) The fibrinolytic activity of DuoDerm dressing in: Fibrinolysis and angiogenesis in wound healing. Excerpta Medica, Amsterdam, pp 24–29

Lynch S E (1991) Interactions of growth factors in tissue repair. In: Barbul A et al. (eds) Clinical and Experimental Approaches to Dermal and Epidermal Repair: Normal and Chronic Wounds. Wiley, New York, pp 341–357 (Progress in Clinical and Biological Research Ser, vol 1)

Lynch S E, Colvin R B, Antoniades H N (1989) Growth factors in wound healing. J Clin Invest 84: 640–646

Lynch S E, Nixon J C, Colvin R B et al. (1987) Role of platelet-derived growth factor in wound healing: synergistic effects with other growth factors. Proc Natl Acad Sci USA 84: 7696–7700

Mackenzie I C, Fusenig N E (1983) Regeneration of organized epithelial structure. J Invest Dermatol 81: 189–194

Mackenzie I C, Hill M W (1981) Maintenance of regionally specific patterns of cell proliferation and differentiation in transplanted skin and oral mucosa. Cell Tissue Res 219: 597–607

Madden J W (1986) Wound healing: Biologic and clinical features. In: Sabiston D C (ed) Textbook of Surgery. Saunders, Philadelphia, pp 249–271

Magni M, Meldolesi J, Pandiella A (1991) Ionic events induced by epidermal growth factor. J Biol Chem 266: 6329–6335

Majno G (1974) The healing hand: Man and wound in the ancient world. Harvard University Press, Cambridge MA

Mak V H, Cumpstone M B, Kennedy A H et al. (1991) Barrier function of human keratinocyte cultures grown at the air-liquid interface. J Invest Dermatol 96: 323–327

Mann R, Mulligan R C, Baltimore D (1983) Construction of a retrovirus packaging mutant and its use to produce helper-free defective retrovirus. Cell 33: 153–159

Mansbridge J N, Hanawalt P C (1988) Role of transforming growth factor beta in the maturation of human epidermal keratinocytes. J Invest Dermatol 90: 336–341

Mansbridge J N, Knapp A M (1987) Changes in keratinocyte maturation during wound healing. J Invest Dermatol 89: 253–263

Marcelo C L, Tomich J (1983) Cyclic AMP, glucocorticoid, and retinoid modulation of in vitro keratinocyte growth. J Invest Dermatol 81: 64–68

Marchese C, Rubin J, Ron D et al. (1990) Human keratinocyte growth factor activity on proliferation and differentiation of human keratinocytes: differentiation response distinguishes KGF from EGF family. J Cell Physiol 144: 326–332

Marikovsky M, Breuing K, Liu P Y et al. (1992) Appearance of heparin-binding EGF like growth factor in wound fluid as a response to injury. Proc Natl Acad Sci USA 90: 3889–3893

Marikovsky M, Vogt PM, Eriksson E et al. (1996) Wound fluid-derived heparin binding EGF-like-growth factor (HB-EGF) is synergistic with Insulin-like growth factor-1 for Balb/MK keratinocyte proliferation . J Invest Dermatol 106: 616–621

Marikovsky M, Watanabe H, Vogt P M et al. (1992) Temporal expression of bFGF in wound fluid. Mol Biol Cell 3 (suppl): 2368

Mast B A (1992) The skin. In: Cohen I K, Diegelmann R F, Lindblad W J (eds) Wound healing: biochemical and clinical aspects. Saunders, Philadelphia, pp 344–355

Matoltsy A G (1976) Keratinization. J Invest Dermatol 67: 20–25

Matsushima K, Bano M, Kidwell W R et al. (1985) Interleukin 1 increases collagen type IV production by murine mammary epithelial cells. J Immunol 134: 904–909

McCall C A, Cohen J J (1991) Programmed cell death in terminally differentiating keratinocytes: role of endogenous endonuclease. J Invest Dermatol 97: 111–114

McCoy B J, Diegelmann R F, Cohen I K (1980) In vitro inhibition of cell growth, collagen synthesis, and prolyl hydroxylase activity by triamcinolone acetonide. Pro Soc Exp Biol Med 163: 216–222

McGee G S, Davidson J M, Buckley A et al. (1988) Recombinant basic fibroblast growth factor accelerates wound healing. J Surg Res 45: 145–153

McGrath M H (1990) Peptide growth factors and wound healing. Clin Plast Surg 17: 421–432

Mertz P, Sauder D L, Davis S C et al. (1991) IL-1 as a potent inducer of wound reepithelialization. In: Barbul A et al. (eds) Clinical and Experimental Approaches to Dermal and Epidermal Repair: Normal and Chronic Wounds (Progress in Clinical and Biological Research Ser, vol 1). Wiley, New York, pp 473–480

Mertz P M, Hebda P A, Eaglstein W H (1986) A porcine model for evaluating wound healing. In: Tumbleson M E (ed) Swine in biomedical research. Plenum, New York

Mertz P M, Marshall D A, Eaglstein W H (1985) Occlusive dressings to prevent bacterial invasion and wound infection. J Am Acad Dermat 12: 662–668

Meyer W, Schwarz R, Neurand K (1978) The skin of domestic mammals as a model for the human skin, with special reference to the domestic pig. Curr Probl Dermatol 7: 39–52

Miki T, Fleming T P, Bottaro D P et al. (1991) Expression cDNA cloning of the KGF receptor by creation of a transforming autocrine loop. Science 251: 72–75

Miller D G, Adam M A, Miller A D (1990) Gene transfer by retrovirus vectors occurs only in cells that are actively replicating at the time of infection. Mol Cell Biol 10: 4239–4242

Miller J H (1987) Introduction: Development and uses of gene transfer vectors. In: Miller J H, Calos M P (eds) Current communications in molecular biology. Cold Spring Lab. Press, Cold Spring Harbor NY, pp 1–3

Milstone L M (1983) Population dynamics in cultures of stratified squamous epithelia. J Invest Dermatol 81: 69–74

Monafo W W, Freedman B (1987) Topical therapy for burns. Surg Clin North Am 67: 133–145

Monteiro-Rivier N A (1965) Ultrastructural evaluation of the porcine integument. In: Tumbleson M E (ed) Swine in biomedical research. Plenum, New York, pp 641–655

Moosa H H, Falanga V, Steed D L et al. (1987) Oxygen diffusion in chronic venous ulceration. J Cardiovasc Surg (Torino) 28: 464–467

Morgan C J, Pledger W J (1992) Fibroblast Proliferation. In: Cohen I K, Diegelmann R F, Lindblad W J (eds) Wound healing: biochemical and clinical aspects. Saunders, Philadelphia, pp 63–76

Morgan J R, Barrandon Y, Green H et al. (1987) Expression of an exogenous growth hormone gene by transplantable human epidermal cells. Science 237: 1476–1479

Morgan J R, Eden C A (1991) Retroviral-mediated gene transfer into transplantable human epidermal cells. In: Barbul A et al. (eds) Clinical and Experimental Approaches to Dermal and Epidermal Repair: Normal and Chronic Wounds. Wiley, New York, pp 417_428 (Progress in Clinical and Biological Research Ser)

Morhenn V B (1988) Keratinocyte proliferation in wound healing and skin disease. Immunol Today 9: 104–107

Mosely L H, Finseth F, Goody M (1978) Nicotine and its effect on wound healing. Plast Reconstr Surg 61: 570–575

Müller O F (1786) Animalcula infusoria fluviatilia et marina, quae detexit, sytematice descripset et ad vivum delineari curavit. Mölleri, Copenhagen, pp 10–11

Mulligan R C (1983) Construction of highly transmissible mammalian cloning vehicles derived from murine retroviruses. In: Inouye M (ed) Experimental manipulation of gene expression. Academic Press, New York, pp 155–173

Murad S, Grove D, Lindberg K A et al. (1981) Regulation of collagen synthesis by ascorbic acid. Proc Natl Acad Sci USA 78: 2879–2882

Murayama Y (1990) Growth-inhibitory effects of epidermal growth factor on human breast cancer and carcinoma of the esophagus transplanted into nude mice. Ann Surg 211: 263–268

Mustoe T A, Landes A, Cromack D T et al. (1990) Differential acceleration of healing of surgical incisions in the rabbit gastrointestinal tract by platelet-derived growth factor and transforming growth factor, type beta. Surgery 108: 324–330

Mustoe T A, Pierce G F, Thomason A et al. (1987) Accelerated healing of incisional wounds in rats induced by transforming growth factor-ß. Science 237: 1333–1336

Nabel E G, Plautz G, Boyce F M et al. (1989) Recombinant gene expression in vivo within endothelial cells of the arterial wall. Science 244: 1342–1344

Neely E K, Morhenn V B, Hintz R L et al. (1991) Insulin-like growth factors are mitogenic for human keratinocytes and a squamous cell carcinoma. J Invest Dermatol 96:104–110

Nemeth G B, Bolander M E, Martin G R (1988) Growth factors and their role in wound and fracture healing. In: Barbul A et al. (eds) Growth factors and other aspects of wound healing: Biological and clinical implications. Wiley, New York,: pp 1–17

Nemlander A, Ahonen J, Wiktorowicz K et al. (1983) Effect of cyclosporine on wound healing. Transplantation 36: 1 6

Nguyen M, Watanabe H, Budson A et al. (1992) Basic fibroblast growth factor (bFGF) is elevated in the urine of patients with a wide variety of neoplasms. Mol Biol Cell 3 (Suppl): 234

O'Connor N E, Compton C C, Gallico G G (1986) Biological skin substitutes. Year Book Medical Publishers, Chicago, pp 123–145

O'Connor N E, Mulliken J B, Banks-Schlegel S (1981) Grafting of burns with cultured epithelium prepared from autologous epidermal cells. Lancet 1: 75–78

Odland G, Ross R (1968) Human wound repair. I.Epidermal regeneration. J Cell Biol 39: 135–150

Odland G F (1992) Structure of the skin. In: Goldsmith L A (ed) Physiology, Biochemistry, and Molecular Biology of the Skin. Oxford University Press, New York, pp 3–62

O'Keefe E J, Chiu M L, Payne R E Jr (1988) Stimulation of growth of keratinocytes by basic fibroblast growth factor. J Invest Dermatol 90: 767–769

O'Keefe E J, Woodley D T, Castillo G et al. (1984) Production of soluble and cell-associated fibronectin by cultured keratinocytes. J Invest Dermatol 82: 150–155

Oluwasanmi J O (1974) Keloids in the African. Clin Plast Surg 1: 179–195

Palmer T D, Hock R A, Osborne W R et al. (1984) Efficient retrovirus-mediated transfer and expression of a human adenosine deaminase gene in diploid skin fibroblasts from an adenosine deaminase deficient human. Proc Natl Acad Sci USA 84: 1055–1059

Partridge M, Chantry D, Turner M et al. (1991) Production of Interleukin-1, and Interleukin-6 by human keratinocytes and squamous Cell carcinoma cell lines. J Invest Dermatol 96: 771–776

Peacock E E (1977) Repair and regeneration. In: Converse J M (ed) Reconstructive Plastic Surgery = Principles & procedures in correction reconstruction & transplantation, vol 1. Saunders, Philadelphia, pp 78–103

Peacock E E, Van Winkle W (1976) Wound Repair, 2nd edn. Saunders, Philadelphia, pp 54–80

Peeters S, Friesen H G (1977) A growth hormone binding factor in the serum of pregnant mice. Endocrinology 10: 1164–1183

Petersen M J, Woodley D T, O'Keefe E J (1988) Cultured human keratinocytes synthesize and secrete type-IV procollagen. Clin Res 36: 378

Phillips L G, Heggers J P, Robson M C et al. (1989) The effect of endogenous skin bacteria on burn wound infection. Ann Plast Surg 23: 35–38

Pickrell K L (1942) A sulphonamide film for use as surgical dressing. Bull John Hopkins Hosp 13: 673–677

Pickworth J J, DeSousa N (1988) Angiogenesis and macrophage response under the influence of Duo-Derm. In: Fibrinolysis and angiogenesis in wound healing. Excerpta Medica, Amsterdam, pp 44–48

Pierce G F, Mustoe T A, Altrock B W et al. (1991) Role of platelet-derived growth factor in wound healing. J Cell Biochem 45: 319–326

Pierce G F, Tarpley J E, Yanagihara D et al. (1992) Platelet-derived growth factor (BB homodimer), transforming growth factor-beta 1 and basic fibroblast growth factor in dermal wound healing. Neovessel and matrix formation and cessation of repair. Am J Pathol 140: 1375–1388

Pircher R, Jullien P, Lawrence D A (1986) Beta-transforming growth factor is stored in human blood platelets as a latent high molecular weight complex. Biochem Biophys Res Commun 136: 30–37

Pirisi L, Yasumoto S, Feller M et al. (1987) Transformation of human fibroblasts and keratinocytes with human papillomavirus type-16-DNA. J Virol 61: 1061–1066

Pittelkow M R (1990) Transforming and heparin-binding growth factors: cellular receptors and biological responses in keratinocytes and melanocytes. J Toxicol Cutan Ocul Toxicol 8: 421–432

Pittelkow M R, Coffey R J, Moses H L (1992) Transforming growth factor-β and other growth factors. In: Goldsmith L A et al. (eds) Physiology, Biochemistry, and Molecular Biology of the Skin. Oxford University Press, New York, pp 351–384

Pittelkow M R, Lindquist P B, Abraham R T et al. (1989) Induction of transforming growth factor-a expression in human keratinocytes by phorbol-esters. J Biol Chem 264: 5164–5171

Prakash A, Pandit P N, Sharma L K (1974) Studies in wound healing in experimental diabetes. Int Surg 59: 25–28

Price J, Turner D, Cepko C (1987) Lineage analysis in the vertebrate nervous system by retrovirus-mediated gene transfer. Proc Natl Acad Sci 84: 156–160

Pricolo V E, Caldwell M D, Mastrofrancesco B et al. (1990) Modulatory activities of wound fluid on fibroblast proliferation and collagen synthesis. J Surg Res 48: 534–538

Pruitt B A, McManus A T, Kim S H et al. (1998) Burn Wound Infections: Current Status. World J Surg 22: 135–145

Prunieras M, Regnier M, Woodley D (1983) Methods for cultivation of keratinocytes with an air-liquid interface. J Invest Dermatol 81: 28–33

Pursel V G, Pinkert C A, Miller K F et al. (1989) Genetic engineering of livestock. Science 244: 1281–1288

Quaglino D Jr, Nanney L B, Ditesheim J A et al. (1991) Transforming growth factor-beta stimulates wound healing and modulates extracellular matrix gene expression in pig skin: incisional wound model. J Invest Dermatol 97: 34–42

Quaglino D Jr, Nanney L B, Kennedy R et al. (1990) Transforming growth factor-ß stimulates wound healing and modulates extracellular matrix gene expression in pig skin: I. Excisional wound model. Lab Invest 63: 307–319

Queen D, Gaylor J D, Evans J H et al. (1987) The preclinical evaluation of the water vapour transmission rate through burn wound dressings. Biomaterials 8: 367–371

Rappolee D A, Brenner C A, Schultz R et al. (1988) Developmental expression of PDGF, TGF-alpha and TGF-b genes in preimplantation mouse embryos. Science 241: 1823–1825

Rappolee D A, Mark D, Banda M J et al. (1988) Wound macrophages express TGF-α and other growth factors in vivo: analysis by mRNA phenotyping. Science 241: 708–712

Regauer S, Compton C (1990) Cultured porcine epithelial grafts: an improved method. J Invest Dermatol 94: 230–234

Reichel S M (1958) Shearing force as a factor in decubitus ulcers in paraplegics. JAMA 166: 762–763

Reimer K, Fleischer W, Brögmann B et al. (1997) Povidine-iodine liposomes -an overview. Dermatology 195: 93–99

Reverdin J L (1869) Greffe épidermique. Bull Soc Chirurg (Paris) 10: 511–515

Rheinwald J G, Green H (1975) Serial cultivation of strains of human epidermal keratinocytes: the formation of keratinizing colonies from single cells. Cell 6: 331–344

Rheinwald J G, Green H (1977) Epidermal growth factor and the multiplication of cultured human epidermal keratinocytes. Nature 265: 421–424

Ricketts C R, Squire J R, Topley E (1951) Human skin lipids with particular reference to self sterilising power of skin. Clin Sci 10: 89–111

Rigal C, Pieraggi M T, Vincent C et al. (1991) Healing of full-thickness cutaneous wounds in the pig. I. Immunohistochemical study of epidermo-dermal junction regeneration. J Invest Dermatol 96: 777–785

Robson M C, Edstrom L E, Krizek T J (1974) The efficacy of systemic antibiotics in the treatment of the granulating wound. J Surg Res 16: 299–306

Robson M C, Heggers J P (1970) Delayed wound closure based on bacterial counts. J Surg Oncol 2: 379–383

Robson M C, Krizek T J, Heggers J P (1973) Biology of surgical infections. Curr Probl Surg 10: 1–62

Robson M C, Phillips L G, Lawrence W T et al. (1992) The safety and effect of topically applied recombinant basic fibroblast growth factor on the healing of chronic pressure sores. Ann Surg 216: 401–406

Rodeheaver G, Bellamy W, Kody M et al. (1982) Bactericidal activity and toxicity of iodine-containing solutions in wound. Arch Surg 117: 181–186

Rodland K D, Muldoon L L, Magun B E (1990) Cellular mechanisms of TGF-beta action. J Invest Dermatol 94: 33–40

Rosenfeld M A, Siegfried W, Yoshimura K et al. (1991) Adenovirus-mediated transfer of a recombinant alpha 1-antitrypsin gene to the lung epithelium in vivo. Science 252: 431–434

Ross R, Raines E W, Bowen-Pope D F (1986) The biology of platelet-derived growth factor. Cell 46: 155–169

Rothberg S, Crounse R G, Lee L J (1961) Glycine-C-14 incorporation into the proteins of normal stratum corneum and the abnormal stratum corneum of psoriasis. J Invest Dermatol 37: 497–505

Rubin J S, Osada H, Finch P W et al. (1989) Purification and characterization of a newly identified growth factor specific for epithelial cells. Proc Natl Acad Sci USA 86: 802–806

Rudolph R, Arganese T, Woodward M (1982) The ultrastructure and etiology of chronic radiotherapy damage in human skin. Ann Plast Surg 9: 282–292

Rudolph R, Suzuki M, Luce J K (1979) Experimental skin necrosis produced by adriamycin. Cancer Treat Res 63: 529–537

Rushmer R F, Buettner K J, Short J M et al. (1966) The skin. Science 154: 343–348

Saatman R A, Carlton W W, Hubben K et al. (1986) A wound healing study of chlorhexidine digluconate in guinea pigs. Fundam Appl Toxicol 6: 1–6

Sambrook J, Fritsch E F, Maniatis T (1989) Molecular Cloning. A Labortory Manual, 2nd edn. Cold Spring Harbor, New York

Sanderson R O, Hinkes M T, Bernfield R D (1992) Syndecan-1, a cell-surface proteoglycan, changes in size and abundance when keratinocytes stratify. J Invest Dermatol 99: 390–396

Sanes J R, Rubenstein J L, Nicolas J F (1986) Use of a recombinant retrovirus to study post-implantation cell lineage in mouse embryos. EMBO J 5: 3133–3142

Sanford J C, Klein T M, Wolf E D et al. (1987) Delivery of substances into cells and tissue using a particle bombardment process. Partic Sci Techn 5: 27–37

Sarret Y, Woodley D T, Grigsby K et al. (1992) Human keratinocyte locomotion: the effect of selected cytokines. J Invest Dermatol 98: 12–16

Sauder D N, Kilian P L, McLane J A et al. (1990) Interleukin-1 enhances epidermal wound healing. Lymphokine Res 9: 465–473

Scharffetter-Kochanek K, Klein C E, Heinen G et al. (1992) Migration of a human keratinocyte cell line (HACAT) to interstitial collagen type-I is mediated by the $\alpha 2\beta 1$-integrin receptor. J Invest Dermatol 98: 3–11

Schreiber A B, Winkler M E, Derynck R (1986) Transforming growth factor-α: a more potent angiogenic mediator than epidemal growth factor. Science 232: 1250–1253

Seifter E, Rettura G, Barbul A et al. (1978) Arginine: an essential amino acid for injured rats. Surgery 84: 224–230

Seiler W O, Stähelin H B, Zolliker R et al. (1989) Impaired migration of epidermal cells from decubitus ulcers in cell cultures. A cause of protracted wound healing? Am J Clin Path 92: 430–434

Selden R F, Howie K B, Rowe M E et al. (1986) Human growth hormone as a reporter gene in regulation studies employing transient gene expression. Mol Cell Biol 6: 3173–3179

Selden R F, Skoskiewicz M J, Howie K B et al. (1987) Implantation of genetically engineered fibroblasts into mice: implications for gene therapy. Science 236: 714–718

Semmelweis I F (1941) The etiology, the concept and the prophylaxis of childhood fever. In: Murphy F F (ed) Medical Classics, vol 5. Krieger, New York

Shah M, Foreman D M, Ferguson M W (1992) Control of scarring in adult wounds by neutralising antibody to transforming growth factor-β. Lancet 339: 213–214

Shah, M., D.M. Foreman, M.W. Ferguson (1995) Neutralisation of TGF-beta 1 and TGF-beta 2 or exogenous addition of TGF-beta 3 to cutaneous rat wounds reduces scarring. J Cell Sci 108: 985–1002

Shamberger R C, Devereaux D F, Brennan M F (1981) The effects of chemotherapeutic agents on wound healing. Int Adv Surg Oncol 4: 15–58

Shannon M (1982) Pressure sore. In: Norris C M (ed) Concept clarification in nursing. Aspen Systems, Rockville MD, pp 357–382

Sheffield P J (1985) Tissue oxygen measurements with respect to soft tissue wound healing with normobaric and hyperbaric oxygen. Hyperbaric Oxygen Rev 6: 18–46

Shelanski H A, Shelanski V (1956) PVP-Iodine. History, toxicity and therapeutic uses. J Int Coll Surg 25: 727–737.

Shernan S K, Demling R H, Lalonde C et al. (1989) Growth hormone enhances reepithelialization of human split-thickness skin graft donor sites. Surg Forum 40: 37–39

Shipley G D, Keeble W W, Hendrickesen J E et al. (1989) Growth of normal human keratinocytes and fibroblasts in serum-free medium is stimulated by acidic and basic fibroblast growth factor. J Cell Biol 138: 511–518

Shuck J M, Pruitt B A Jr, Moncrief J A (1969) Homograft skin for wound coverage: a study of versatility. Arch Surg 98: 472–479

Siebert J W, Burd A R, Mc Carthy J G et al. (1990) Fetal wound healing: a biochemical study of scarless healing. Plast Reconstr Surg 85: 495–502

Silberberg I, Baer R L, Rosenthal S A (1976) The role of Langerhans cells in allergic contact hypersensitivity. A review of findings in man and guinea pigs. J Invest Dermatol 66: 210–217

Spencer E M (1988) Somatomedins: Do they play a pivotal role in wound healing? In: Barbul et al. (eds) Growth factors and other aspects of wound healing: Biological and clinical implications. Wiley, New York, pp 103–116

Sporn M B, Roberts A B (1988) Peptide growth factors are multifunctional. Nature 232: 217–219

Staiano-Coico L, Krueger J, Rubin J et al. (1993) Human KGF effects in a porcine model of epidermal wound healing. J Exp Med 178: 865–878

Stanley J R, Hawley-Nelson P, Yaar M et al. (1982) Laminin and bullous pemphigoid antigen are distinct basement membrane proteins synthesized by epidermal cells. J Invest Dermatol 78: 456–459

Stark W J (1946) The use of pedicled muscle flaps in the surgical treatment of chronic osteomyelitis resulting from compound fractures. J Bone Joint Surg Am 28: 343

Steenfos H H, Jansson J O (1992) Growth hormone stimulates granulation tissue formation and insulin-like growth factor-1 gene expression in wound chambers in the rat. J Endocrinol 132: 293–298

Steinert P M, Freedberg I M (1992) Molecular and cellular biology of keratins. In: Goldsmith L A et al. (eds) Physiology, Biochemistry, and Molecular Biology of the Skin. Oxford University Press, New York, pp 113–147

Stelzner F (1993) Symbolische Chirurgie. Mitt Dtsch Ges Chir 22: 13–15

Stemberger A, Grimm H, Bader F, Rahn H D, Ascherl R (1997) Local treatment of bone and soft tissue infections with the collagen-gentamicin sponge. Eur J Surg 578: 17–26

Stenberg B D, Phillips L G, Hokanson J A et al. (1991) Effect of bFGF on the inhibition of contraction caused by bacteria. J Surg Res 50: 47–50

Stenn K S, Malhotra M D (1992) Epithelialization. In: Cohen I K, Diegelmann R F, Lindblad W J (eds) Wound Healing: Biochemical and Clinical Aspects. Saunders, Philadelphia, pp 115–127

Stenn K S, Milstone L M (1984) Epidermal cell confluence and implications for a two step mechanism of wound closure. J Invest Dermatol 83: 445–447

Stenn S (1981) Epibolin, a protein of human plasma that supports epithelial cell movement. Proc Natl Acad Sci USA 78: 6907–6911

Stephens F O, Hunt T K (1971) Effects of changes in inspired oxygen and carbon dioxide tensions on wound tensile strength: an experimental study. Ann Surg 173: 115–119

Stevanovic D U (1985) Effect of hydrocolloid dressing on the healing of ulcers of various origins. In: Ryan T J (ed) An environment for healing: The role of occlusion. Royal Soc Med, London, pp 115–121 (Int Congr & Symp Series, vol 88)

Stoscheck C M, Nanney L B, King L E (1992) Quantitative determination of EGF-R during epidermal wound healing. J Invest Dermatol 99: 645–649

Stossel T (1993) How cells move – and why we care. Conference. Harvard Medical School, Dept. of Pathology, Boston

Stossel T P (1989) From signal to pseudopod. J Biol Chem 264: 18261–18264

Swindle M M (1986) Porcine models in surgical research. In: Tumbleson M E (ed) Swine in biomedical research. Plenum, New York

Tagliacozzi G (1597) De curtorum chirurgia per insitionem. Venezia: Gaspare Bundoni

Taichman L B, Reilly S S, LaPorta R F (1983) The role of keratinocyte differentiation in the expression of epitheliotropic viruses. J Invest Dermatol 81: 137–140

Takashima A, Billingham R E, Grinnel F (1986) Activation of rabbit keratinocyte fibronectin receptor function in vivo during wound healing. J Invest Dermatol 86: 585–590

Tang D C, DeVit M, Johnston S A (1992) Genetic immunization is a simple method for eliciting an immune response. Nature 356: 152–154

Tania J P, Dover J S (1991) Leg ulcers. Comment on. J Am Acad Dermatol 25: 965–987

Teschner M (1996) Taurolidin in der septischen Chirurgie. In: Praxis der chirurgischen Wundbehandlung. Thieme, Stuttgart

Teumer J, Lindahl A, Green H (1990) Human growth hormone in the blood of athymic mice grafted with cultures of growth hormone-secreting human keratinocytes. FASEB J 4: 3245–3250

Thiersch J C (1886) Zur Hauttransplantation, Verh Dtsch Ges Chir 15: 17–20

Thompson W D, Ravdin I S, Frank I L (1938) Effect of hypoproteinemia on wound disruption. Arch Surg 36: 500–518

Timmenga E J, Das P K (1992) Histomorphological observations on dermal repair in expanded rabbit skin: a preliminary report. Br J Plast Surg 45: 503–507

Todd R, Donoff B R, Chiang T et al. (1991) The eosinophil as a cellular source of transforming growth factor alpha in healing cutaneous wounds. Am J Pathol 138:1307–1313

Udenfried S (1966) Formation of hydroxyproline in collagen. Science 152: 1335–1340

Ulmer J B, Donnelly J J, Parker S E et al. (1993) Heterologous protection against influenza by injection of DNA encoding a viral protein. Science 259: 1745–1749

Van Bergen en Henegouwen P M, den Hartigh J C, Romeyn P et al. (1992) The epidermal growth factor receptor is associated with actin filaments. Exp Cell Res 199: 90–97

Van Winkle W Jr (1967) The fibroblast in wound healing. Surg Gynec Obstet 124: 369–386

Van Winkle W Jr (1967) Wound contraction. Surg Gynec Obstet 125: 131–142

Van Wyk J J (1984) The somatomedins: Biological actions and physiological control mechanisms. In: Li C H (ed) Hormonal proteins and peptides, vol XII. Academic Press, New York, pp 82–125

Vassar R, Rosenberg M, Ross S et al. (1989) Tissue-specific and differentiation-specific expression of a human K14 keratin gene in transgenic mice. Proc Natl Acad Sci USA 86: 1563–1567

Velu T Y (1990) Structure, function and transforming potential of the epidermal growth factor receptor. Mol Cell Endocrinol 70: 205–216

Vijanto J (1969) A sponge implantation method for testing connective tissue regeneration in surgical patients. Acta Chir Scand 135: 297–300

Vize P D, Michalska A E, Ashman R et al. (1988) Introduction of a porcine growth hormone fusion gene into transgenic pigs promotes growth. J Cell Sci 90: 295–300

Viziam C B, Matoltsy A G, Mescon H J (1964) Epithelialization of small wounds. J Invest Dermatol 43: 499–507

Vogt P M, Eriksson E (1992) Aktuelle Aspekte der epidermalen Wundheilung Handchir Mikrochir Plast Chir 24: 259–266

Vogt P M, Topsakal E, Lehnhardt M, Wagner D, Steinau H U (1998) A significant angiogenetic potential is present in the microenvironment of tissue flaps in humans. PSRC

Wallace A B (1941) The treatment of burns. Milford, London

Wallace A B (1949) Treatment of burns: return to basic principles. Br J Plast Surg 2: 232–237

Warren J M (1840) Rhinoplastic operations: With some remarks on the autoplastic methods usually adopted for the restoration of parts lost by accident or disease. Clapp, Boston

Wasserman G S, Anderson P C (1983–84) Loxoscelism and necrotic arachnidism. J Toxicol Clin Toxicol 21: 451–472

Watanabe H, Nguyen M, Schizer M et al. (1992) Basic fibroblast growth factor in human serum – a prognostic test for breast cancer. Mol Biol Cell 3: 234

Watanabe H, Hori A, Seno M et al. (1991) A sensitive enzyme immunoassay for human basic fibroblast growth factor. Biochem Biophys Res Commun 175: 229–235

Waymack J P, Pruitt B A Jr (1990) Burn wound care. Adv Surg 23: 261–289

Weinberg W C, Goodman L V, George C et al. (1993) Reconstitution of hair follicle development in vivo: determination of follicle formation, hair growth, and hair quality by dermal cells. J Invest Dermatol 100: 229–236

Weinstein G D (1965) Autoradiographic studies on turnover-time and protein synthesis in pig epidermis. J Invest Dermatol 44: 413–419

Weinstein G D (1965) Comparison on turnover-time and keratinous protein fractions in swine and human epidermis. In: Bustad L K et al. (eds) Swine in biomedical research. 1965, July 19–22. Biology Dept. Battelle Northwest, Richland, Washington

Weinstein G D, Frost P (1969) Cell proliferation kinetics in benign and malignant skin diseases in humans. Natl Cancer Inst Monogr 30: 225–246

Welch M P, Odland G F, Clark R A (1990) Temporal relationships of F-actin bundle formation, collagen and fibronectin matrix assembly, and fibronectin receptor expression to wound contraction. J Cell Biol 110: 133–145

Welsh K M, Lamit M, Morhenn V B (1991) The effect of recombinant human growth hormone on wound healing in normal individuals. J Dermatol Surg Oncol 17: 942–945

Wenstrup R J, Murad S, Pinnell S R (1992) Collagen. In: Goldsmith L A et al. (eds) Physiology, Biochemistry, and Molecular Biology of the Skin. Oxford University Press, New York, pp 481–508

Werner S, Peters K G, Longaker M T et al. (1992) Large induction of keratinocyte growth factor expression in the dermis during wound healing. Proc Natl Acad Sci USA 89: 6896–6900

Wille J J Jr, Pittlekow M R, Shipley G D et al. (1984) Integrated control of growth and differentiation of normal human prokeratinocytes cultured in serum-free medium: clonal analyses, growth kinetics, and cell cycle studies. J Cell Physiol 121: 31–44

Williamson M B, McCarthy T H, Fromm H J (1951) Relation of protein nutrition to healing of experimental wounds. Proc Soc Exp Biol Med 77: 302–305

Winstanley T G, Wilcox M H, Spencer R C (1992) Effect of pH on antibiotics used to treat anaerobic infection. J Antimicrob Chemother 29: 594–595.

Winter G, Scales J T (1963) Effect of air drying and dressings on the surface of a wound. Nature 197: 91–92

Winter G D (1962) Formation of the scab and the rate of epithelialization of superficial wounds in the skin of the young domestic pig. Nature 193: 293–294

Winter G D (1964) Movement of epidermal cells over the wound surface. In: Adv Biol Skin V: Montague W, Billingham R (eds.), 1964, New York: Pergamin Press 113–127

Wolf C, Chenard M P, Durand de Grossouvre P et al. (1992) Breast-cancer-associated stromelysin-3 gene expressed in basal cell carcinoma and during cutaneous wound healing. J Invest Dermatol 99: 870–872

Woodley D T, Briggaman R A, Gammon W R et al. (1985) Epidermiolysis bullosa acquisita antigen is synthesized by human keratinocytes cultured in serum-free medium. Biochem Biophys Res Commun 130: 1267–1272

Woodley D T, Briggaman R A, Herzog S R et al. (1990) Characterization of „neo-dermis" formation beneath cultured human epidermal autografts transplanted on muscle fascia. J Invest Dermatol 95: 20–26

Worst P K, Mackenzie I C, Fusenig N E (1982)Reformation of organized epidermal structure by transplantation of suspensions and cultures of epidermal and dermal cells. Cell Tissue Res 225: 65–77

Worst P K, Valentine E A, Fusenig N E (1974) Formation of epidermis after reimplantation of pure primary epidermal cell cultures from perinatal mouse skin. J Natl Cancer Inst 53: 1061–1064

Xu S, Cwyfan-Hughes S C, J.W. van der Stappen et al. (1995) Insulin-like growth factors (IGFs) and IGF-binding proteins in human skin interstitial fluid. J Clin Endocrinol Metab 80: 2940–2945.

Yang N S, Burkholder J, Roberts B et al. (1990) In vivo and in vitro gene transfer to mammalian cells by particle bombardment. Proc Natl Acad Sci USA 87: 9568–9572

Yannas I V, Burke J F (1980) Design of an artificial skin: I.Basic design principles. J Biomed Mater Res 14: 65–81

Young J R (1983) Differential diagnosis of leg ulcers. Cardiovasc Clin 13: 171–193

Young S R, Dyson M, Hickman R et al. (1991) Comparison of the effects of semi-occlusive polyurethane dressings and hydrocolloid dressings on dermal repair: 1. Cellular changes. J Invest Dermatol 97: 586–592

Yuspa S H, Kulesz-Martin M, Ben T et al. (1983) Transformation of epidermal cells in culture. J Invest Dermatol 81: 162–168

Zaizen Y, Ford E G, Costin G et al. (1990) The effect of perioperative exogenous growth hormone on wound bursting strength in normal and malnourished rats. J Ped Surg 25: 70–74

Sachverzeichnis

Springer
und
Umwelt

Als internationaler wissenschaftlicher Verlag sind wir uns unserer besonderen Verpflichtung der Umwelt gegenüber bewußt und beziehen umweltorientierte Grundsätze in Unternehmensentscheidungen mit ein. Von unseren Geschäftspartnern (Druckereien, Papierfabriken, Verpackungsherstellern usw.) verlangen wir, daß sie sowohl beim Herstellungsprozess selbst als auch beim Einsatz der zur Verwendung kommenden Materialien ökologische Gesichtspunkte berücksichtigen.
Das für dieses Buch verwendete Papier ist aus chlorfrei bzw. chlorarm hergestelltem Zellstoff gefertigt und im pH-Wert neutral.

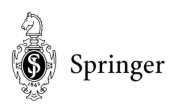

Springer

Druck: Saladruck, Berlin
Verarbeitung: Buchbinderei Lüderitz & Bauer, Berlin